DE LA POSSIBILITÉ

DES

SUPPLÉANCES CÉRÉBRALES

PAR

Victor PARANT,

Docteur en médecine de la Faculté de Paris,
Interne provisoire des hôpitaux de Paris,
Médaille de bronze de l'Assistance publique (1874).

PARIS
A PARENT, IMPRIMEUR DE LA FACULTÉ DE MÉDECINE
RUE MONSIEUR-LE-PRINCE, 29 ET 31.

1875

DE LA POSSIBILITÉ

DES

SUPPLÉANCES CÉRÉBRALES

La Société médico-psychologique s'est occupée récemment (séance du 25 janvier 1875) d'une question de physiologie cérébrale encore peu étudiée, celle de la suppléance possible de certaines régions du cerveau par d'autres, dans l'accomplissement de leurs fonctions.

A propos d'une discussion sur l'aphasie, plusieurs membres de la Société ont invoqué cette suppléance pour expliquer comment une fonction, celle du langage par exemple, après avoir été supprimée par la lésion ou la destruction de certaines régions du cerveau, peut parfois se rétablir sans que l'organe lésé ou détruit ait recouvré son intégrité.

Au moment où l'étude théorique et clinique de tout ce qui se rapporte aux localisations cérébrales est plus que jamais à l'ordre du jour, il m'a paru intéressant de faire de cette question des suppléances cérébrales l'objet de ma thèse inaugurale.

Je suis loin de pouvoir traiter ce sujet avec tous les développements dont il serait susceptible; ni l'état de la science, ni celui de mes connaissances personnelles ne me le permettraient. Mais j'ai pu du moins réunir les opinions des différents auteurs qui ont parlé de cette question, et à défaut d'autre mérite, mon travail pourra avoir celui d'en faciliter l'étude ultérieure, en résumant des renseignements éparpillés dans un certain nombre d'ouvrages, et qui, à ma connaissance, n'ont été ni rapprochés, ni comparés entre eux.

A cet historique, je pourrai joindre quelques observations. Les unes ont déjà été publiées; les autres sont inédites et m'ont été communiquées par M. le Dr Ach. Foville fils, médecin-directeur de l'asile de Quatre-Mares (Seine-Inférieure) qui les a recueillies dans son service. Je le remercie vivement de les avoir mises à ma disposition.

AVANT-PROPOS.

Le système nerveux forme dans son ensemble un tout continu, qui, de la boîte osseuse crânio-rachidienne envoie des prolongements non interrompus à toutes les parties des organes.

La physiologie enseigne que cette continuité anatomique est une condition essentielle de l'exercice normal des fonctions nerveuses. L'intégrité des fibres conductrices (fibres blanches), la liaison intime qu'elles établissent entre les centres moteurs (amas de matière grise) et les divers organes, assurent la solidarité fonctionnelle des uns et des autres. Grâce à cette solidarité, une impression, reçue en un point quelconque de la périphérie, devient le principe de toute une série régulière d'opérations nerveuses, souvent très-complexes.

La continuité de toutes les parties de ce vaste système est pour la conservation de l'ensemble des fonctions une condition indispensable. Qu'une lésion quelconque, blessure, affection organique, etc., détruise un nerf dans un point de son trajet, les fonctions d'innervation sont immédiatement suspendues dans les parties périphériques.

Pendant longtemps on a cru que cette solution de continuité devait avoir pour conséquence l'abolition permanente et irremédiable de la fonction. Cette manière de voir, trop absolue, ne pourrait plus être soutenue aujourd'hui.

Sans doute, lorsque la lésion est trop considérable, la paralysie persiste indéfiniment. Mais avec une lésion limitée, il peut y avoir rétablissement complet de la fonction.

Les recherches de MM. Vulpian et Philippeaux (1), continuées plus tard et complétées par celles de M. Ranvier (2), ne laissent aucune incertitude à cet égard

Il serait fort intéressant de suivre ces auteurs dans toutes leurs recherches sur la régénération des nerfs, et sur la dégénérescence qui précède. Mais cette étude nous entraînerait trop loin et nous donnerons seulement les conclusions de M. Ranvier: « Les fibres nerveuses du bout périphérique d'un nerf sectionné en voie de régénération sont de formation nouvelle. Elles se développent dans l'intérieur des anciennes fibres dégénérées, ou librement entre celles-ci. Ces fibres nerveuses nouvelles proviennent des tubes nerveux de l'extrémité du bout central qui donne naissance à un grand nombre de jeunes fibres; celles-ci, groupées en faisceaux, forment le filament cicatriciel qui réunit les deux bouts, et très-probablement elles pénètrent

(1) Philippeaux et Vulpian. Recherches expérimentales, etc., in Bulletins de la Société de biologie, 1859.

Vulpian. Leçons sur la physiologie générale et comparée du système nerveux. Paris, 1866.

Vulpian. Archives de physiologie, 1872.

(2) Ranvier. Notes à l'Academie des sciences, 30 décembre 1872, — 24 février 1873.

dans le bout inférieur pour s'insinuer, soit dans les anciennes fibres dégénérées, soit dans le tissu cicatriciel qui les sépare. »

Il est donc certain que dans les nerfs la régénération a lieu; elle amène le rétablissement de la fonction perdue. Dans les centres nerveux, les mêmes phénomènes ne se produisent pas; la régénération d'une partie détruite n'a pas lieu. Chez les animaux après une destruction partielle soit expérimentale, (Flourens, Vulpian, etc.,) soit pathologique, on ne voit pas les hémisphères recouvrer leur constitution première. Aussi arrive-t-il que les fonctions dépendantes de la partie détruite, qui ont été soit abolies, soit altérées, le sont habituellement d'une manière permanente.

Bien entendu, il n'est pas question ici des portions des centres nerveux les plus essentielles au maintien de l'existence (bulbe, protubérance annulaire, etc.), car à la suite de leurs lésions la mort est le plus souvent immédiate. Il ne s'agit que des hémisphères. Lorsque ceux-ci sont le siége d'altérations importantes, l'hémiplégie d'ordinaire survient et persiste à un degré variable.

Il est cependant une assez forte proportion d'hémiplégies (d'origine centrale) qui sont suivies d'une guérison partielle ou même complète. On explique le plus souvent cette guérison en disant que l'hémiplégie a été produite par une hémorrhagie cérébrale : le sang épanché a dû écarter et refouler les éléments nerveux, se creuser une loge en ne détruisant qu'une faible portion du tissu. Alors la résorption du liquide permet aux fibres dissociées de reprendre leur place et leurs fonctions. Il reste habituellement, il est vrai, une cicatrice ou une lacune; mais elle est assez limitée pour que l'ensemble des fonctions n'en souffre pas.

Cette explication est souvent fondée, et il est essentiel, à la suite des attaques apoplectiques, ou autres accidents cérébraux graves, de bien distinguer, parmi les symptômes observés, ceux qui tiennent à une destruction réelle du tissu nerveux, et qui généralement persistent, de ceux qui sont le résultat d'une modification de voisinage, compression, congestion, imbibition sanguine. Ces derniers symptômes sont très-susceptibles de se dissiper, lorsque la cause accidentelle et passagère disparaît elle-même sans laisser de traces durables dans la substance cérébrale. Cependant cette explication ne suffit pas à rendre compte de tous les faits.

Il arrive, qu'en examinant le cerveau de sujets qui n'étaient affectés d'aucune paralysie dans les derniers temps de leur vie, on y découvre des pertes de substance souvent très-considérables. Lorsque l'on arrive à reconstituer l'histoire de ces individus, on peut apprendre qu'à une époque éloignée, ils ont présenté des symptômes de paralysie partielle, presque toujours hémiplégie, qui a fini par disparaître.

D'autres fois, on est autorisé à croire qu'il n'y a pas eu hémiplégie, ou que du moins elle a été éphémère.

Il y a donc dans ces cas une condition toute différente de celles qui ont été précédemment mentionnées. Tantôt le nerf avait été détruit et s'est régénéré; la fonction par suite s'est rétablie. Tantôt la masse cérébrale avait été troublée par un épanchement sanguin; mais le sang s'est résorbé et les centres encéphaliques ont repris leurs anciennes aptitudes. Ici au contraire l'hémisphère est resté altéré dans sa constitution, et malgré cela il y a eu rétablissement lent ou rapide de la fonction. Et dans quelques cas, où à aucun moment de la vie il n'y a eu de désordres ni de lacunes dans les fonctions, on se trouve cependant à l'autopsie en présence d'un cerveau dont une partie n'existe plus.

Comment expliquer ces faits?

On a mis en avant la théorie des suppléances et voici comment il faut la comprendre :

Une région des hémisphères étant détruite, les autres peuvent la remplacer d'une manière plus ou moins complète relativement aux fonctions qu'elle exerçait. Autrement dit, la fonction, privée de son support en choisit un autre, et, après un certain temps d'accommodation, elle arrive à se manifester à l'aide de parties qui ne lui sont pas habituellement affectées. Il y a suppléance d'une région par l'autre.

Dans quelles limites cette théorie est-elle admissible ; c'est ce que nous voulons examiner.

Avant d'aborder l'étude même des suppléances, nous exposerons brièvement l'état de deux questions qui nous paraissent un préliminaire indispensable : la première relative aux localisations cérébrales ; la seconde au rôle comparé des deux hémisphères.

Si les différentes fonctions sont localisées ; si elles ont dans l'encéphale un lieu d'élection d'où elles tirent leur incitation, assurément, ce lieu détruit, la fonction est perdue jusqu'au jour où la suppléance sera établie. Si les localisations n'existent pas, la suppléance n'a pas de raison d'être. C'est l'ensemble du cerveau qui dès lors a la faculté de présider à l'exercice de n'importe quelle fonction. L'étude des localisations sera donc l'objet d'un premier chapitre.

Dans un second, nous examinerons si les deux hémisphères agissent simultanément ou isolément ; question corrélative de la précédente, en ce sens qu'elle accentue encore la détermination des localisations.

Un troisième chapitre comprendra l'étude des suppléances mêmes et l'exposé des opinions émises sur ce sujet.

Ce chapitre représente la partie principale de notre travail.

Nos conclusions seront précédées d'un recueil de faits justificatifs.

I

DES LOCALISATIONS CÉRÉBRALES.

Les centres nerveux se composent de deux substances, l'une blanche, l'autre grise. La distribution de ces deux substances est fort variable; assez régulière et presque uniforme dans toute la moelle, elle présente, depuis le bulbe jusqu'à l'épanouissement des hémisphères, une disposition plus compliquée.

La substance grise est la substance active; c'est en elle que s'élaborent les phénomènes nerveux.

Elle occupe trois régions bien différentes. Elle entoure le canal central de l'axe cérébro-spinal; elle recouvre la plus grande partie de sa périphérie; elle forme des amas disséminés dans son épaisseur.

Au niveau du bulbe la colonne grise du centre de la moelle devient superficielle et s'étale pour former le plancher du quatrième ventricule. De là, par l'aqueduc de Sylvius, elle va s'épanouir et se terminer dans le ventricule moyen.

La substance grise périphérique se rencontre presque uniquement sur les hémisphères du cerveau et du cervelet. Elle forme toute la surface des circonvolutions dont elle suit et dessine les contours.

Cette couche périphérique est fort importante. Bien que ses fonctions ne soient pas encore définies avec la précision absolue qu'on pourrait désirer, il est admis toutefois presque généralement, que l'incitation des mouvemeut volontaires y a son point de départ; qu'elle reçoit les impressions déposées dans les divers points de l'économie pour les transformer en sensations. Elle est l'intermédiaire entre les facultés supérieures et leurs manifestations. Elle est, si l'on peut parler ainsi, le réceptacle de la volonté, de la sensibilité, de l'intelligence, des facultés conscientes qui empruntent ses cellules pour commander à tout le reste de l'organisme.

Les noyaux gris centraux, ou ganglions encéphaliques, sont disséminés dans l'épaisseur des différentes parties de l'encéphale. Sur certains points ils sont nettement circonscrits; sur d'autres ils sont vaguement limités.

Les plus importants, et aussi les mieux connus, sont les couches optiques et les corps striés; puis viennent ceux qui sont situés dans le bulbe, dans la protubérance, etc.

La substance blanche relie entre eux tous les amas de substance grise. Celle-ci est formée presque uniquement de cellules, ce qui est en rapport avec son rôle d'agent élaborateur. L'autre est formée de fibres qui servent de conducteurs et n'ont ainsi qu'un rôle passif. Quant à leur disposition anatomique, ces fibres suivent des directions si différentes, s'entrecroisent de tant de manières qu'en certains points il est fort difficile de les suivre. Généralement on les divise en longitudinales (cordons de la moelle), transversales (corps calleux, commissures diverses); antéro-postérieures et circulaires; ces deux dernières variétés sont peu abondantes.

La division en substance grise et substance blanche nous montre déjà que toutes les parties des centres nerveux n'ont pas les mêmes attributions.

Si nous nous arrêtons à examiner les diverses masses

grises dont nous avons parlé, nous verrons que toutes n'ont pas non plus les mêmes fonctions.

Nous ne dirons rien de la colonne grise médullaire, son rôle principal est de servir de centre aux phénomènes réflexes.

Nous avons indiqué le rôle de la couche périphérique du cerveau; elle est le support de l'intelligence, de la volonté, et des facultés supérieures.

Restent les ganglions centraux.

Les nerfs importants de l'économie, ceux qui tiennent sous leur dépendance les actes de nos principaux organes, qui président à la circulation, à la respiration, à la digestion, le pneumogastrique et le spinal ont leur origine réelle dans des noyaux gris situés à la base du quatrième ventricule, tout près du bec du calamus. On sait que la section du bulbe en ce point détermine une mort rapide, ce qui avait fait donner par Flourens et Longet le nom de nœud vital.

Sur le plancher du quatrième ventricule se trouvent encore d'autres noyaux gris; ils servent d'origine à des nerfs de mouvement (moteurs des yeux, facial), à des nerfs de sensibilité générale ou spéciale (trijumeau, auditif).

A l'étage supérieur de la protubérance appartiennent les tubercules quadrijumeaux, regardés comme les noyaux d'origine des nerfs de la vision.

Les noyaux d'origine des nerfs olfactifs sont encore mal connus.

Viennent enfin la couche optique et le corps strié.

Dans leurs connexions anatomiques ils se ressemblent en ce que tous deux sont un point de départ et d'arrivée pour les fibres blanches. Ils diffèrent en ce que la couche optique forme une masse grise compacte, alors que le corps strié se laisse diviser par les fibres blanches qui, faisant suite aux pédoncules cérébraux et à la capsule interne, vont former la couronne rayonnante de Reil. Au point de vue physiologique leurs fonctions, bien que très-imparfaitement connues semblent néanmoins différentes. La couche optique servirait à la sensibilité, le corps strié aux mouvements.

Nous ne nous arrêterons pas à examiner quel rôle particulier on a voulu faire jouer au reste des hémisphères, corps calleux, glande pituitaire, etc.

Souvenons-nous seulement que la couche grise périphérique des circonvolutions est regardée comme le siége principal de l'intelligence. M. Foville père est un des premiers qui ait émis cette opinion aujourd'hui presque généralement admise.

Cette étude sommaire nous montre que différents points des centres nerveux ont des fonctions spéciales.

Ce sont là en réalité déjà des localisations.

Mais les recherches ne devaient pas se borner à ces premiers résultats.

On se demanda si les facultés supérieures (perception, élaborations intellectuelles, déterminations volontaires, etc...) sont diffuses dans le lieu où elles résident, c'est-à-dire dans l'ensemble des circonvolutions des deux hémisphères, ou si, au contraire, certaines facultés sont localisées dans telle ou telle circonvolution d'un hémisphère ou de l'autre.

Gall et ses élèves se lancèrent les premiers dans cette voie. Nous ne nous arrêterons pas à examiner leur système de localisations. Il reposait sur des données tellement incertaines, qu'il ne pût résister à une sérieuse critique. C'était plutôt une vue de l'esprit, une conception ingénieuse, qu'un ensemble solide de faits scientifiques. Quelques années s'étaient à peine écoulées que déjà les allégations du fameux phrénologiste étaient tombées en oubli ou tournées en ridicule.

Cependant on ne peut lui refuser cette part de gloire, que ses travaux ont été le point de départ des nombreuses recherches entreprises dans notre siècle sur les fonctions de l'encéphale. L'idée des localisations fonctionnelles était mise en avant, et bientôt, par des voies plus scientifiques, elle devait conduire à de meilleurs résultats.

C'est sur la localisation de la faculté du langage que se porta tout d'abord l'attention des observateurs. Je ne veux point refaire ici l'histoire de cette question. D'autres l'ont tracée d'une manière excellente et complète (1).

On sait comment Bouillaud, dans un premier mémoire en 1825, exposa ses « recherches cliniques propres à démontrer que la perte de la parole était liée à la lésion des lobes antérieurs du cerveau.»

Bouillaud présenta deux autres mémoires dans le même sens, en 1839 et en 1848. Il rencontra de puissants adversaires, Andral, Lallemand, Velpeau. Il ne se laissa pas ébranler.

Plus tard, Dax, étudiant la même question, arriva à une solution un peu différente de celle de Bouillaud. Pour lui, l'hémisphère gauche seul préside habituellement à la fonction du langage.

Après un long intervalle cette question à été réveillée par Broca et a fait en 1861, à la Société d'anthropologie, en 1865 à l'Académie de médecine, l'objet d'importantes discussions.

Il faudrait encore citer bon nombre de mémoires fort intéressants, sur ce point particulier de la physiologie cérébrale.

(1) Voir Falret. Art. Aphasie, in Dict. encyclopédiq. des sciences médic. — Legroux. De l'aphasie, Th. d'agrég., 1875.

Qu'il suffise de retenir ce fait, aujourd'hui généralement admis : la coïncidence presque constante des lésions de l'hémisphère gauche, et notamment de la région moyenne de cet hémisphère et du lobule de l'insula, domaine de nutrition de l'artère sylvienne, avec la perte plus ou moins absolue du langage sous ses diverses formes.

De fait, à la suite de ces discussions, de ces mémoires, de ces recherches, la doctrine des localisations avait pris pied. Une seule fonction, il est vrai, était déterminée, mais c'était un grand pas ; on s'est appliqué dans ces dernières années à aller plus loin.

Une découverte vint modifier les notions regardées comme acquises sur certaines propriétés de la substance nerveuse des hémisphères cérébraux.

Il était démontré pour tout le monde que les hémisphères sont insensibles à nos moyens ordinaires d'excitation. Les traités de physiologie les plus récents sont unanimes sur ce point. On pouvait irriter les lobes cérébraux mécaniquement, chimiquement, par la chaleur ou le galvanisme, chez les animaux, sans donner lieu à des secousses convulsives,

En 1870, Fritsch et Hitzig (1) annoncèrent qu'à l'aide de courants électriques appliqués sur des points déterminés de la surface cérébrale, ils avaient pu provoquer des mouvements dans les membres d'un animal.

Bientôt après Ferrier reprit les expériences de Fritsch et Hitzig, et sut leur donner un grand retentissement.

Devant le collége royal de Londres, opérant sur un singe, il annonçait d'avance quels mouvements il allait produire chez l'animal en excitant tel ou tel point de son cerveau. Et le singe étendait le bras, montrait le poing,

(1) Fritsch et Hitzig. Archives de Reichert et de du Bois-Reymond, Berlin, 1870-73.

exécutait tous les mouvements au gré de l'expérimentateur.

Voici, du reste, comment furent conduites les expériences et à quelles conclusions Ferrier est arrivé.

Son premier soin fut, sur des cerveaux durcis, de bien marquer les points à soumettre à l'excitation électrique, afin de les retrouver aisément sur l'animal vivant. Puis il institua plusieurs séries d'expériences; dans chacune d'elles il donna aux électrodes un grand nombre de positions différentes. Il examina successivement l'action du courant sur une ou plusieurs circonvolutions symétriques des deux côtés.

Il constata d'abord la symétrie absolue des deux hémisphères par rapport à l'excitation d'un même mouvement dans les membres de chaque côté. Il arriva, dans cet ordre de choses, à constater un fait intéressant, c'est que les centres d'incitation d'un mouvement déterminé varient de position d'une espèce animale à l'autre. Ainsi, les centres moteurs des pattes, des yeux, de la bouche et des mâchoires sont les mêmes chez tous les chats, tous les lapins, tous les chiens; mais diffèrent chez ces diverses espèces animales, comparées les unes aux autres.

Ferrier étudia encore l'effet du courant électrique sur les ganglions centraux, corps striés, couches optiques, tubercules quadrijumeaux.

Voici ses conclusions (1) :

1° Les parties antérieures des hémisphères cérébraux renferment les centres qui président aux mouvements volontaires et aux manifestations extérieures de l'intelligence;

2° Chacune des circonvolutions forme un centre séparé

(1) Ferrier. Britisch medical Journal, avril 1873; et West-Ridding Lunatic asylum, Medical Reports, 1873. (Trad. par Duret, Prog. médic. 1874.)

et distinct ; dans certains groupes connus de circonvolutions (groupes indiqués en partie dans les recherches de Fritsch et Hitzig) et dans les régions correspondantes de certains cerveaux sans circonvolutions, sont localisés des centres qui président aux divers mouvements des paupières, de la face, de la bouche et de la langue, du cou, de la main, du pied et de la queue.

Des différences frappantes, en rapport avec les habitudes de l'animal, caractérisent les différents centres. Ainsi, les centres qui dirigent les mouvements de la queue chez les chiens, de la patte chez les chats, des lèvres chez les lapins, sont très-développés et diffèrent beaucoup les uns des autres.

3° L'action des hémisphères est généralement croisée ; mais certains mouvements de la bouche, de la langue et du cou sont coordonnés pour les deux côtés dans chacun des hémisphères cérébraux.

. . . .

6° Les corps striés ont une action croisée ; leur excitation détermine le pleurostothonos avec prédominance des fléchisseurs.

7° La couche optique, la voûte à trois piliers, le grand hippocampe et les circonvolutions avoisinantes ne jouent aucun rôle dans la motilité (ils sont probablement en rapport avec la sensibilité).

8° Les corps quadrijumeaux, outre leur rôle au point de vue des mouvements de l'iris et de la vision, sont des centres pour les muscles extenseurs de la tête, du tronc, des membres. Leur irritation détermine l'opistothonos et le trismus.

. . . .

MM. E. Dupuy, Carville et Duret, en France, n'acceptèrent pas sans conteste les vues de Ferrier.

M. E. Dupuy (1) répéta les mêmes expériences, et il arriva aux résultats suivants :

Il n'a jamais réussi à obtenir, comme Ferrier, la projection de la langue et les mouvements des paupières.

Il lui semble exorbitant, d'après ses propres observations, que Ferrier donne des conclusions aussi catégoriques. Il a cherché, sans succès, à obtenir les mêmes effets. Aussi affirme-t-il à son tour :

1° Qu'il est possible de faire naître, par l'irritation de points limités quelconques de la couche corticale du cerveau, des contractions dans tout un membre, quelquefois ;

2° Que, généralement, c'est le membre antérieur, et du côté opposé à l'endroit irrité qui en est le siége ;

3° Que le courant électrique doit se propager jusqu'à la base du cerveau pour y exciter, soit les nerfs qui en naissent, soit la base elle-même ou le bulbe ;

4° Que si on excite la dure-mère avec l'électricité, on obtient aussi des contractions dans une des pattes antérieures et généralement d'une manière croisée ;

5° Le fait que la grenouille galvanosopique a été jetée en état de contraction quand son nerf touchait à un point de la masse cérébrale, loin du lieu excité, confirme l'idée que le courant électrique s'est propagé ;

6° Contrairement aux résultats de Ferrier, il n'a jamais pu obtenir d'effets sur la langue, soit de projection, soit de rétraction ;

7° Que toute la couche corticale du cerveau est probablement un centre de réflexion d'une certaine espèce de sensibilité, capable d'agir par action réflexe sur des cen-

(1) E. Dupuy. Examen de quelques points de la physiologie du cerveau. Th., Paris, 1874.

tres moteurs ou sensitifs, mais que sa conservation intégrale n'est pas indispensable à la manifestation d'actions volontaires et même intelligentes. »

Laissons de côté, pour le moment, ce dernier paragraphe ; il se rapporte aux suppléances que nous étudierons plus tard. Il nous paraît facile d'atténuer la portée des autres conclusions.

Si le courant électrique doit se propager à la base du cerveau et même au bulbe pour y exciter les nerfs qui en naissent, pourquoi n'agit-il pas sur l'innervation des viscères thoraciques et abdominaux ? Il devrait résulter de là des troubles importants. M. E. Dupuy n'en parle pas. Il ne les a donc pas observés.

Qu'importe qu'une partie du courant se diffuse, le principal est que l'irritation d'un point donné amène tel ou tel mouvement. Et de ce que M. E. Dupuy n'a pu obtenir ce qu'ont obtenu plusieurs autres expérimentateurs, s'ensuit-il que les observations de ces derniers soient inexactes ?

MM. Carville et Duret ont également fait des recherches sur ce sujet.

Ils ont admis, comme M. E. Dupuy, la diffusibilité du courant et les causes d'erreur qu'elle pouvait amener : Mais, d'autre part, ils ont trouvé comme Ferrier des points qui, excités, amenaient toujours dans certains groupes de muscles des mouvements analogues. Ils diffèrent de l'auteur anglais dans leur interprétation des faits.

Sur un chat anesthésié ils découvrent la première circonvolution frontale externe supérieure du côté droit ; c'est sur elle que se trouve, d'après Ferrier, le centre des mouvements des pattes antérieure et postérieure du côté gauche.

Le centre en question est exactement déterminé ; les mouvements d'extension de la patte se produisent d'une manière très-nette. Plusieurs points voisins de la surface sont examinés et ils ne produisent pas le même résultat. Alors avec une curette la substance grise est enlevée toute entière jusqu'à la substance blanche. Après cette ablation de la couche grise, la même région, toute saignante, est électrisée et on obtient *exactement les mêmes effets.*

Ces auteurs se croient donc autorisés à tirer de leurs expériences la conclusion suivante :« Il paraît exister, dans la couche grise des circonvolutions, des centres ou points excitables pour les mouvements volontaires. »

Pour eux, toutefois, la couche grise ne représente pas d'une façon absolue le centre de localisation. Elle n'est que le point de départ de l'incitation motrice. Celle-ci, par les fibres blanches, arrive jusqu'aux véritables centres situés dans les gros amas de substance grise.

Il n'en a pas mois fallu que la substance grise périphérique la produisît tout d'abord.

Mais pour ces deux expérimentateurs, si, après les ablations partielles de couche grise, la paralysie a été passagère, si elle a guéri, la guérison ne peut être attribuée qu'à la solidarité de tous les points de cette couche; autrement dit, l'incitation seule a fini par naître d'un centre différent, pour aller, par l'intermédiaire d'autres fibres blanches, jusqu'aux véritables centres moteurs. Cette manière de voir se rapproche de celles de Meynert et de Luys qui regardent la couche grise périphérique comme un vaste plan de projection sur lequel les impressions de toute sorte viennent se réfléchir et vont porter l'incitation aux ganglions centraux.

En résumé la localisation existe réellement pour les auteurs que nous venons de citer. Seulement leur interprétation des faits est différente. Pour les uns les véritables centres sont dans les gros noyaux gris; pour les autres ils sont dans la couche périphérique. Je crois même qu'en interprétant strictement certaines paroles de MM. Carville et Duret, on en pourrait arriver à croire que des groupes différents de fibres blanches ont des propriétés conductrices différentes pour telle ou telle fonction, habiles à servir l'une, impropres à l'exercice de l'autre

Si nous faisions une étude approfondie des localisations, nous aurions à examiner d'autres travaux sur ce sujet, particulièrement la thèse récente de M. Lépine (1). Mais nous avons voulu arriver seulement à reconnaître le fait suivant, important à notre thèse : l'existence réelle de certaines localisations ; l'existence seulement vraisemblable des autres. Les faits anatomiques, les recherches expérimentales, tout en laissant encore place à quelques interprétations théoriques, ne laissent pas de doute à cet égard.

II.

DU RÔLE COMPARÉ DES HÉMISPHÈRES CÉRÉBRAUX.

Quelle idée doit-on se faire du rôle des hémisphères cérébraux?

Les opinions à cet égard sont loin de s'accorder. On pourrait dire que toutes les opinions possibles ont été émises. A laquelle faut-il se rattacher ?

Pour les uns, les deux hémisphères sont deux cerveaux complets ; chacun peut remplir à lui seul et isolément toutes les fonctions cérébrales.

Voici comment Bouillaud (2) expose cette manière de voir : « La difficulté n'est pas de concevoir comment l'exercice des fonctions intellectuelles peut persister dans

(1) Lépine. De la localisation dans les affections cérébrales. Th. d'agrég. Paris, 1875.

(2) Bouillaud. Traité de l'encéphalite.

toute sa plénitude à l'aide d'une moitié de cerveau seulement ; elle consiste bien plutôt à déterminer pourquoi nous ne pensons pas double, s'il m'est permis de m'exprimer ainsi, puisque nous avons une intelligence droite et une intelligence gauche.... Nous ne pensons pas double avec deux pensées égales et pour ainsi dire symétriques, par la même raison que nous ne voyons pas double, etc., bien que les organes de ces sensations soient doubles eux-mêmes. Peut-être ne pensons-nous que d'un cerveau, et nous expliquerions de cette manière l'unité de la pensée malgré la duplicité de l'organe où elle s'exerce. Mais cependant, lorsque nous touchons un objet entre les deux mains, que nous le flairons, que nous le goûtons, assurément les deux organes sensitifs pareils s'exercent à la fois et cependant la sensation n'est pas double. »

Sir Henry Holland (1) et le Dr A. L. Wigan (2) admettent également un cerveau double ; chaque hémisphère est égal à l'autre par la forme, par la structure, par la disposition des éléments. Chacun peut remplir la même somme de fonctions. Intacts tous deux, ils agissent d'un commun accord. Mais l'un d'eux vient-il à être détruit, l'autre suffit à lui seul à l'exercice de toutes les facultés. Wigan cite plusieurs faits dans lesquels en effet un hémisphère était détruit, alors que l'intelligence et la sensibilité restaient intactes.

Mais, malgré ces faits, l'idée d'un cerveau double, dont chaque partie remplirait des fonctions égales et équivalentes est-elle réellement admissible ?

Parchappe émet une opinion un peu différente : Pour lui, les commissures établissent entre les deux hémisphères une communauté d'action. Les deux hémisphères

(1) Holland. Chapters on mental physiology. London, 1858.
(2) L. Wigan. The duality of the mind. London, 1844.

sont égaux et équivalents,mais ils ne pourraient agir l'un sans l'autre.

« On s'accorde généralement, dit Parchappe (1), sous quelques réserves, à placer dans les hémisphères du cerveau le siége organique de l'intelligence et de la volonté, qui s'élaborent dans la couche corticale.

« Trois ordres de fibres blanches, en couches distinctes, servent d'union : aux circonvolutions entre elles ; aux circonvolutions d'un côté avec celles de l'autre (commissures); aux circonvolutions avec le mésocéphale et les organes mus par les cordons conducteurs centraux de l'axe cérébro-spinal.

« Cette disposition structurale permet de comprendre l'unité organique du cerveau, tout en comportant la multiplicité des éléments.

« Ainsi pour la perception et l'action d'un seul côté, l'action de la couche corticale du côté opposé est nécessaire. Partant de là, toutes les fois que la circonvolution d'un côté est lésée, l'autre n'a plus de symétrie d'action ; il y a soit aphasie, hémiplégie, soit un autre trouble analogue. »

M. Luys écrit dans le même sens : « On peut dire (2), d'après l'étude anatomique de l'encéphale, que les opétions cérébrales.... exigent le concours simultané des parties homologues de chaque hémisphère, dont toutes les molécules doivent vibrer en quelque sorte à l'unisson, et que, lorsque l'un deux vient à cesser d'agir, l'activité de son congénère est par le fait même neutralisée. »

D'après cette seconde opinion, les deux hémisphères seraient donc deux organes synergiques dont les portions congénères entreraient simultanément en action pour accomplir une fonction unique.

(1) Parchappe. Bulletins de l'Académie de médecine, 1865.
(2) Luys. Anatomie et physiologie du système nerveux. Paris.

Cette opinion est-elle mieux fondée que la précédente? Avant de l'examiner nous devons en rapporter une troisième; mais distinguons d'abord trois groupes de mouvements.

Les uns, les plus nombreux, sont identiques et symétriques dans les deux côtés du corps; les deux mains servent à la préhension, les deux jambes à la marche. A droite, comme à gauche, existent les mouvements d'extension et de flexion. Nous pouvons faire agir isolément les membres de chaque côté. Or, si l'on se rappelle ce que l'on sait de l'influence croisée des hémisphères, on est conduit à admettre, pour chacun d'eux, une activité égale dans l'exercice de la motilité, dans les fonctions de la marche et de la préhension.

D'autres actes ne semblent pas subir plus particulièrement l'influence isolée d'un hémisphère ou de l'autre. Les mouvements des yeux, les mouvements de la langue et des lèvres, ou du moins un certain nombre de ces derniers exigent une action synergique de leurs deux moitiés. Dans les cas d'hémiplégie, il est vrai que la langue a été paralysée, tantôt d'un côté, tantôt de l'autre, suivant l'hémisphère atteint. De même pour les yeux; et l'on sait, d'après les recherches de Vulpian, de quel secours la déviation conjuguée des globes oculaires est souvent pour le diagnostic des lésions cérébrales, *le malade regardant sa lésion.* Mais ces faits pathologiques n'ont rien de commun avec les mouvements physiologiques des yeux, des lèvres ou de la langue, qui nécessitent la coordination dans l'influence motrice des hémisphères et qui les rendent ainsi solidaires l'un de l'autre.

Enfin il est un troisième groupe d'actes, moins nombreux, qui appartiennent plus particulièrement à une moitié du corps. Tels sont ceux que la main droite accomplit habituellement et avec plus d'habileté.

Par ce troisième groupe nous arrivons à une autre opinion sur le rôle des hémisphères cérébraux.

M. Brown-Séquard admet (1) que le cerveau est un organe absolument double, chaque hémisphère étant un cerveau complet en lui-même, non plus seulement pour les fonctions de l'intelligence, comme le veulent Wigan, Bouillaud; mais aussi pour d'autres fonctions que l'on attribue généralement à différentes parties du cerveau. M. Brown-Séquard pense qu'un des côtés étant plus souvent ou plus exercé que l'autre pour telle ou telle chose, celui-là acquiert plus que l'autre la faculté d'agir. C'est ainsi que l'hémisphère gauche est le siége de la sensibilité, de l'intelligence et de la volonté. L'hémisphère droit préside surtout à la vie de nutrition.

« L'hémisphère droit, dit également M. de Fleury (2), sans avoir pour cela des propriétés d'un ordre différent, est plus spécialement atteint par les troubles de la réceptivité et de l'activité sensorielle; de même que l'hémisphère gauche, comme il appert par l'histoire de l'aphasie, est plus spécialement atteint par les troubles de la productivité intellectuelle et de l'affectivité motrice. »

Et de fait, si les exercices de motilité sont les mêmes avec chaque hémisphère, il est cependant nécessaire d'admettre la plus grande influence du côté gauche, eu égard *à la dextérité* du membre innervé par lui.

Les recherches embryologiques, physiologiques, anatomo-pathologiques, les faits de toute sorte semblent donner raison à M. Brown-Séquard.

Gratiolet a montré que dans le développement du cerveau, les circonvolutions frontales de l'hémisphère gauche sont en avance sur celles de l'hémisphère

(1) E. Dupuy. Thèse citée.

(2) De Fleury. Du dynamisme comparé des hémisphères cérébraux. Paris, 1871.

droit, et que le gauche est parfaitement formé alors que le droit n'est pas encore appréciable. Aussi, d'après Gratiolet, l'hémisphère gauche, qui tient sous sa dépendance les mouvements des membres droits, est-il plus tôt en action que son congénère ; et, par suite, les enfants se servent de préférence des membres dont l'innervation est plus complète ; en d'autres termes ils deviennent droitiers. Et si l'on veut encore aller plus loin, eu égard à la cause qui fait utiliser tout d'abord l'hémisphère gauche pour les actes mécaniques, on peut affirmer que la même circonstance le fait de préférence présider à la parole, et que suivant l'expression de Broca, nous sommes *gauchers du cerveau.*

Carl Vogt, cité par Bateman (1), nie ce développement plus précoce de l'hémisphère gauche. Mais l'autorité de Gratiolet est assez grande pour que tous les auteurs aient cru devoir s'en rapporter à elle.

Du reste, si nous considérons que l'afflux plus direct du sang dans l'hémisphère gauche, par suite de la non-division de la carotide gauche, amène une irrigation, une nutrition plus rapide et plus facile de cet hémisphère, nous trouverons là une garantie suffisante et de la précocité de son développement et de sa prédominance d'action.

L'examen comparatif des deux hémisphères a donné des résultats intéressants, surtout entre les mains de M. Broca.

Le Dr Boyd (2), se basant sur près de 200 faits, a trouvé que le poids de l'hémisphère gauche surpasse presque toujours du huitième d'une once environ celui de l'hémisphère droit.

M. Broca n'a pas constaté exactement la même différence.

(1) Bateman. On aphasia. London, 1870.
(2) Boyd. Table of the weights of human body. Philosoph. Transact., London, 1861.

Ses recherches, faites à Bicêtre et à la Salpétrière, ont montré que, quoique la différence entre les deux hémisphères soit difficilement appréciable, le lobe frontal gauche est sensiblement plus lourd que le droit. Mais il y a compensation par le poids des deux lobes occipitaux dont le droit est plus lourd que le gauche.

Enfin, il est certain que les circonvolutions, plus nombreuses ou plus développées à gauche qu'à droite, indiquent, suivant les idées généralement admises, une prépondérance de fonctions dans l'hémisphère gauche.

Ces données anatomo-physiologiques, corroborées par les faits impliquent une différence d'activité fonctionnelle, et cette différence est aujourd'hui reconnue par la pluralité des auteurs.

Cotard (1) fait à ce sujet les réflexions suivantes :

« Dans ces derniers temps, dit-il, les cas si curieux d'aphasie avec lésion de l'hémisphère gauche seulement, sur lesquels M. Broca a appelé l'attention, sont venus mettre en doute la symétrie fonctionnelle des deux hémisphères.

« Il semblait qu'on fût obligé, ou bien d'admettre des fonctions différentes pour les régions symétriques des deux hémisphères, ce qui renversait toute la physiologie cérébrale, ou bien de supposer que certaines facultés ne peuvent s'exercer sans le concours synergique des deux hémisphères.

« Ces deux hypothèses paraissent également en contradiction avec les faits qui démontrent qu'un seul hémisphère, le droit aussi bien que le gauche, suffit à l'exercice normal de la pensée et de la parole.

« D'autre part les faits d'aphasie ne démontrent pas d'une façon moins péremptoire que dans quelques cas, les

(1) Cotard. De l'atrophie cérébrale. Th., Paris, 1868.

hémisphères sont incapables de se suppléer l'un l'autre et qu'il y a réellement asymétrie fonctionnelle.

« Il ne faut pas, pour expliquer plus facilement ces cas d'aphasie, recourir à des lésions inaperçues de l'hémisphère droit ou des autres parties de l'encéphale. Quand une embolie de l'artère sylvienne gauche produit un ramollissement des circonvolutions frontales, et au même moment supprime la faculté du langage, il est bien évident que l'embolie n'a pas produit de modifications pathologiques dans l'état anatomique de l'hémisphère droit, ni même dans les parties de l'hémisphère gauche situées en dehors de la fluxion collatérale qui se fait autour de l'infarctus. Toutes ces parties sont, après l'embolie, exactement dans le même état qu'auparavant, et le malade est devenu aphasique. N'aurait-on qu'un seul cas de cette espèce, il faudrait encore conclure que dans ce cas il existait un rapport intime entre la lésion du lobe frontal gauche et la perte de la faculté du langage. »

Plus loin, le même auteur dit encore :

« Revenons d'abord aux faits que nous avons exposés plus haut; nous pouvons en présenter le résumé général sous la forme suivante que nous empruntons à M. Broca : on parle plus souvent avec l'hémisphère gauche (résultat de nombreuses observations d'aphasie) : quand cet hémisphère fait défaut, on peut *apprendre* à parler avec le droit (résultat des observations d'atrophie cérébrale)..... Puisqu'un seul hémisphère suffit à la faculté du langage, il est infiniment probable que l'enfant n'apprend à parler que d'un seul hémisphère, comme plus tard il n'apprendra à écrire que d'une main, et cela dépendra sans doute du développement plus précoce de l'hémisphère gauche. Ainsi les individus qui sont tout à coup privés de la portion de l'hémisphère gauche qui a appris à parler, se trouvant dans la même position que les enfants qui ne parlent pas encore, leur hémisphère droit possède virtuellement, si l'on veut, la faculté de parler, mais cette faculté ne peut se manifester qu'après une longue éducation. »

Ces citations sont un peu longues, mais elles nous ont paru assez intéressantes et résumant assez bien nos observations précédentes pour que nous n'en retranchions rien.

Nous terminons par ces paroles de Ferrier :

« Nos expériences nous ont démontré la symétrie des deux hémisphères. Il serait donc illogique de dire que la troisième circonvolution frontale gauche est seule le siége de la faculté du langage articulé. Nous avons vu, d'autre part, que le plus souvent les hémisphères ont une action croisée. Mais cette action croisée n'a lieu que pour certains muscles ou groupes musculaires dont les mouvements sont indépendants les uns des autres. Au contraire, pour les mouvements de la bouche et de la mâchoire, une contraction unilatérale ou tout au moins complètement unilatérale est impossible. En effet, nous avons trouvé, dans les régions frontales inférieures, des centres qui président aux mouvements d'ouverture et de fermeture de la bouche, aux mouvements de la langue et des muscles accessoires des deux côtés. Il en résulte que la destruction de ces centres, dans un seul hémisphère, ne cause pas la paralysie des muscles du langage articulé. La pathogénie de l'aphasie est tout à fait distincte de celle de la paralysie de Duchenne. Il se peut que l'action de ces muscles soit affaiblie, mais ils ne sont jamais paralysés ; ils peuvent encore se contracter pour la mastication et la déglutition. Je partage l'opinion de ceux qui pensent que les hémisphères ont une part inégale dans la production des mouvements volontaires. La plupart des hommes *sont droitiers* et ont, par conséquent, la moitié gauche du cervau plus ac-

(1) Ferrier. Loco citato.

tive. Si l'aphasie coïncide le plus souvent avec la lésion de la circonvolution frontale inférieure gauche, cela s'explique par certaines particularités anatomiques et physiologiques qui favorisent la production des lésions plutôt de ce côté qu'aux points correspondants à droite; et, pour ce fait, que chez la plupart des hommes, c'est le côté gauche qui est choisi, ou qui se choisit lui-même pour les les actes volontaires, la coïncidence de l'aphasie et des lésions de l'hémisphère droit chez les gauchers, donnerait un grand poids à cette opinion. Quoique l'hémisphère gauche soit le côté actif, le droit, sans aucun doute, est en même temps (probablement au moyen de la commissure du corps calleux) le siége organique de la mémoire de chacun des actes accomplis par le gauche. »

Résumons. — Les opinions divergent sur les fonctions que remplissent les hémisphères cérébraux. Pour quelques auteurs, les hémisphères fonctionnent séparément; pour d'autres, ils sont solidaires entre eux; dans les deux hypothèses, ils ont chacun une égale activité. Une troisième opinion donne à l'un des hémisphères la prépondérance sur l'autre pour certaines fonctions. Pour M. Brown-Séquard cette prépondérance est congénitale; pour M. Cotard, au contraire, elle est acquise. Celui-ci admet que, primitivement, les deux hémisphères étaient égaux en puissance et aptes indistinctement à toutes les fonctions, l'habitude et l'éducation ayant pu seules amener des différences.

Ces diverses opinions se rattachent à des faits réels.

Avec MM. Bouillaud, L. Wigan, H. Holland, nous reconnaissons l'indépendance de chaque hémisphère; mais cela n'est bien appréciable que pour les effets croisés de l'incitation motrice.

La manière dont, en certain cas, les deux moitiés du

corps concourent à la production de quelques actes, indique la simultanéité d'action des deux hémisphères; et c'est en cela que MM. Parchappe et Luys ont raison.

Mais, avec un grand nombre d'auteurs, il nous faut admettre qu'un des hémisphères, le gauche habituellement, a des fonctions spéciales bien déterminées, et une habilité supérieure à celle de l'hémisphère droit.

Ces faits nous aideront à comprendre la possibilité des suppléances cérébrales.

III.

DES SUPPLÉANCES CÉRÉBRALES.

De l'étude que nous venons de faire, deux choses nous paraissent ressortir :

1° Les faits sont assez nombreux et suffisamment certains pour permettre de croire à la localisation de certaines fonctions, ou, en d'autres termes, il y a dans chaque hémisphère des centres, superficiels ou profonds, desquels part l'incitation nécessaire aux manifestations fonctionnelles;

2° Il est très-probable que, dans le principe, les deux hémisphères ont une égale puissance d'activité; ils agissent symétriquement, et à chacun d'eux est dévolue une même somme de forces. Toutefois, de par l'éducation, de par son développement plus précoce, l'hémisphère gauche préside particulièrement à quelques fonctions spéciales.

Les désordres pathologiques auxquels est sujet l'encéphale troublent, de manières bien différentes, ces divers modes de fonctionnement, et l'importance des symptômes paraît souvent sans proportion avec l'étendue et l'intensité des lésions.

Les unes, subites, envahissent rapidement une grande partie du cerveau (hémorrhagie, ramollissement); elles atteignent gravement une portion étendue de la substance nerveuse, et souvent la mort s'ensuit à brève échéance; ou bien, si la vie persiste, l'activité cérébrale est détruite, et il en résulte de sérieux troubles fonctionnels.

D'autres se produisent lentement et progressivement; les tumeurs, les dégénérescences, certains abcès, n'envahissent que peu à peu la substance cérébrale. Aussi, les troubles qu'ils amènent sont-ils tardifs et quelquefois nuls. Wigan parle d'un homme à qui la suppuration avait détruit un hémisphère presque entier sans qu'on soupçonnât rien, jusqu'à la mort arrivée subitement. Dans des cas analogues à celui-ci, s'il y a des symptômes, ils sont loin d'être en rapport avec la gravité de la lésion. Cet état se conçoit, surtout pour les tumeurs, si l'on songe que la substance cérébrale peut être simplement comprimée, ses éléments dissociés et refoulés, chacun d'eux gardant ses propriétés physiologiques et son activité fonctionnelle.

Le lieu de production de ces désordres est également fort variable. On pourrait, je crois, réunir assez de faits pour établir que tous les points du cerveau ont été atteints à leur tour.

Mais il est juste de dire que, pour certaines régions, les lésions présentent une gravité particulière.

Celles qui se produisent au niveau du bulbe sont les plus sérieuses. C'est, qu'en effet, dans la substance grise qui est étalée en ce point, formant le plancher du quatrième ventricule, se trouvent des noyaux nerveux d'une grande importance. Sans parler des centres de la déglutition, de la mastication, de la parole en tant que phénomène mécanique (l'atrophie des olives, suivant Duchenne, amène la paralysie labio-glosso-pharyngée), on rencontre là le centre des mouvements respiratoires (nœud vital de Flourens) et le centre des mouvements du cœur (fibres d'origine des nerfs pneumogastrique et spinal).

Une hémorrhagie limitée dans l'épaisseur du bulbe, un léger épanchement dans le ventricule peuvent suffire à amener une mort rapide; et, dans d'autres cas, si la terminaison fatale se fait attendre, il s'ensuit des désordres persistants et irrémédiables.

Dans la protubérance et les pédoncules, dans les couches optiques et les corps striés, les lésions sont encore fort graves, le plus souvent elles sont mortelles ou bien amènent pour toujours une hémiplégie unilatérale et croisée. L'atrophie consécutive, la dégénérescence secondaire des fibres nerveuses qui vont du centre lésé à la moelle, expliquent cette hémiplégie persistante. Toutefois il n'est pas rare de rencontrer dans ces organes des lacunes, vestiges évidents de foyers anciens de ramollissement ou d'hémorrhagie sans manifestations symptomatiques.

Les hémisphères proprement dits, constitués par les circonvolutions, et qui sont le siége des fonctions intellectuelles, de la vie de relation, des centres coordinateurs des mouvements volontaires, sont aussi très-souvent atteints par les lésions organiques.

Mais l'étude de ces lésions nous intéresse ici particulièrement. C'est, en effet, des hémisphères qu'il s'est agi jusqu'à présent, lorsque nous avons parlé des localisations cérébrales et du rôle comparé des deux parties du cerveau entre elles.

Dans les hémisphères, les désordres pathologiques se traduisent par des résultats très-variés, très-différents. A quoi faut-il rattacher ces différences? Question fort obscure et difficile à élucider.

Plusieurs cas se présentent.

Tantôt une lésion limitée des circonvolutions peut amener une hémiplégie complète et persistante, les autres fonctions restant intactes.

En voici un exemple dû à M. Charcot; nous l'empruntons à la thèse de M. Lépine.

La nommée D..., âgée de 74 ans (service de M. Charcot); hémiplégie droite complète, datant de six ans. Le début a été subit. La sensibilité est conservée partout; la mémoire et l'intelligence sont aussi bien conservées; — succombe à une affection intercurrente.

Autopsie. — L'hémisphère droit pèse 489 gr., tandis que le gauche ne pèse que 415 gr. Sur ce dernier, il existe une perte de substance large et profonde, qui reproduit la direction du sillon de Rolando et qui *a détruit la circonvolution pariétale ascendante dans toute son étendue* ainsi que les trois digitations postérieures de l'insula de Reil. La troisième circonvolution frontale est saine, la circonvolution ascendante est amincie; le lobule pariétal supérieur et l'inférieur sont entamés dans leur partie antérieure. La dépression s'étend en dedans jusqu'à la grande fente antéro-postérieure qui sépare les hémisphères.

L'altération consiste en une plaque jaune, vestige d'un ramollissement superficiel; la plaque remplace la substance grise des circonvolutions affectées et ne s'étend pas au-delà.

Il est noté expressément entre autres que *la couche optique et le corps strié, aussi bien que le noyau lenticulaire, sont tout à fait sains*. Sous la plaque jaune, on voit la distribution des fibres de la couronne rayonnante de Reil.

Atrophie du côté *droit* de la protubérance.

Atrophie et dégénération de la pyramide antérieure du côté *gauche*.

D'autres fois une lésion assez étendue et également superficielle, c'est-à-dire n'intéressant pas les noyaux centraux, altérera les fonctions de l'intelligence et de la sensibilité, la motilité restant intacte.

Autre cas : Les ouvrages d'Andral, de Lallemand, de

Trousseau renferment un certain nombre de faits où, à la suite de chutes, de blessures, de traumatismes, le crâne a été ouvert; des portions plus ou moins considérables de substance cérébrale ont été enlevées immédiatement ou peu à peu éliminées, sans qu'à la suite ont ait observé aucun trouble de la motilité, de la sensibilité ou de l'intelligence. Ces faits sont assez connus pour que je me dispense de les transcrire.

Enfin on a pu observer des individus qui, pendant la dernière période de leur vie, n'avaient présenté aucun trouble appréciable des fonctions intellectuelles, sensitives ou motrices; mais ces troubles avaient existé autrefois et s'étaient graduellement guéris. A l'autopsie de ces individus on a constaté l'absence plus ou moins ancienne de portions souvent considérables des hémisphères cérébraux et notamment des circonvolutions.

Ces cas sont vraiment remarquables. On se trouve en présence d'une destruction étendue de certains organes cérébraux, et cependant les fonctions de l'encéphale sont intactes, ou bien si elles ont été troublées quelque temps, elles se sont ultérieurement rétablies d'une façon plus ou moins complète.

Comment se rendre compte de cet état de choses?

Personne ne prétendra sans doute que la portion détruite était inutile, qu'elle n'avait pas de fonction, et partant, qu'aucune autre n'a été appelée à la remplacer. Avec cette manière de voir on pourrait être conduit successivement à admettre que toutes les parties du cerveau sont inutiles; car les faits pourront nous montrer l'intégrité ultime des fonctions et la destruction isolée des différentes parties des hémisphères. Du reste, il nous paraît suffisant de rappeler que des lésions ont pu être observées dans tous les points l'un après l'autre; que ces lésions ont donné lieu à des symptômes; et que, s'il y a eu des symptômes, la partie lésée avait une activité propre. Indépendantes ou non, toutes les parties du cerveau fonctionnent. Il est impossible d'en concevoir une isolée n'ayant aucun rôle à remplir, si petit que soit ce rôle. Il en doit être là comme dans un membre, par exemple. Qu'un muscle vienne à s'atrophier, qu'une partie de muscle seulement soit altérée par un travail morbide, par un traumatisme, que va-t-il arriver? Dans le dernier cas, les fibres du muscle demeurées intactes dissimuleront la disparition des autres; les mouvements, faibles d'abord, pourront peu à peu reprendre toute leur ancienne activité. Ou bien, si un muscle entier fait défaut, d'autres viendront à son aide et la fonction s'accomplira tant bien que mal. C'est ainsi qu'après l'atrophie isolée du muscle deltoïde, les muscles du cou, du tronc et ceux qui restent à l'épaule s'entr'aident, et les mouvements d'élévation du bras, d'extension du bras sur l'épaule peuvent encore se faire. Le deltoïde était-il donc inutile? Personne ne songera à le dire; mais il a été suppléé.

Si donc la partie du cerveau détruit n'était pas inutile et que la fonction continue à s'exercer, il faut nécessairement admettre que le reste de l'encéphale suffit à cet exercice de la fonction.

Mais comment y suffit-il? Il a fallu que les fonctions dévolues à ces régions cérébrales détruites, et jusque-là remplies par elles, aient pu être soit de suite (dans le cas d'absence de troubles), soit ultérieurement (dans le cas où après des troubles au début il y a eu plus tard rétablissement) remplies par d'autres régions cérébrales qui les auront suppléées.

C'est sur ce terrain que se pose la question de la possibilité des suppléances.

Deux alternatives se présentent.

Ou bien c'est le même hémisphère qui continue à fournir

l'incitation motrice, qui aide à l'élaboration des phénomènes intellectuels; ou bien l'autre se charge de ce soin.

Examinons d'abord l'alternative de la suppléance des hémisphères l'un par l'autre. Celle-ci de prime abord paraît très-naturelle.

L'expérimentation nous a fait connaître dans chaque hémisphère des centres moteurs corrélatifs et symétriques. Ferrier, étudiant les mouvements des lèvres, de la langue, a pu les produire de la même façon en étudiant les points correspondants des hémisphères. Et puis n'y a-t-il pas là de larges commissures, qui établissent des communications faciles, qui permettent de façon ou d'autre le passage de l'incitation du côté complètement sain à celui qui ne l'est qu'en partie.

MM. Carville et Duret examinent cette question (1).

Une théorie déjà ancienne, disent-ils, imaginée à propos des aphasiques qui guérissent et ressuscitée Par Brown-Séquard, Jackson, Broadbent et Ferrier, veut que les mouvements volontaires des deux côtés du corps soient coordonnés dans chacun des hémisphères pour les deux côtés. Nous sommes, suivant l'expression pittoresque de Brown-Séquard, pourvus *d'un cerveau double*. D'après cette ingénieuse théorie, le chien auquel on a enlevé le centre des mouvements des pattes et qui recouvre ces mouvements trois ou quatre jours après, doit sa guérison à ce que peu à peu l'hémisphère du côté opposé à la lésion, c'est-à-dire l'hémisphère du côté paralysé, apprend à suppléer l'hémisphère lésé.

Cette théorie étant supposée vraie pour un instant, MM. Carville et Duret ont recherché par quel système de fibres se ferait la liaison entre les deux hémisphères.

Deux hypothèses sont possibles :

(1) Carville et Duret, Progrès médical, octobre 1874.

1° Les fibres de l'hémisphère gauche (étant admis que l'hémisphère droit est lésé) passent du côté droit par la voûte du corps calleux et les commissures blanches, gouvernent ce côté par action sur le corps strié, ou bien, contournant simplement le noyau caudé sans avoir de rapports avec lui, descendent dans l'expansion pédonculaire (capsule interne) et le pédoncule cérébral du côté droit pour agir sur les noyaux de la protubérance et du bulbe.

Une expérience paraît détruire cette première hypothèse. MM. Carville et Duret enlèvent chez un chien le centre des mouvements des pattes (1). Après une paralysie momentanée, le chien guérit complètement en deux ou trois jours. La guérison persiste pendant dix jours, jusqu'au moment où les expérimentateurs sectionnent, chez le même animal, la voûte du corps calleux dans toute sa longueur.

Après ce traumatisme, si la suppléance était faite d'un hémisphère à l'autre par le corps calleux, il est évident qu'elle eût dû cesser immédiatement. La commissure ou point d'union étant détruite, la paralysie devait reparaître aussitôt. Cependant il n'en a rien été.

Comme l'animal était endormi, MM. Carville et Duret ont pu, après une demi-heure, étudier les effets de l'opération. Or, après cette section totale du corps calleux, vérifiée plus tard à l'autopsie, l'animal a pu se promener dans l'appartement. Il se servait parfaitement de ses quatre membres, aucun n'était paralysé. L'absence de paralysie persistait le lendemain, jusqu'à l'heure où le chien a été tué par une hémorrhagie ventriculaire soudaine.

Si la suppléance d'un hémisphère par l'autre a lieu à

(1) Nous donnons plus loin cette observation.

l'aide du corps calleux, ce ne serait donc pas, au moins, pour la motilité. Peut-être, dès lors, cette commissure sert-elle seulement aux fonctions intellectuelles.

Cette probabilité est admise par Foville (1) : « Toutes les parties du cerveau, dit-il en terminant l'étude des commissures, toutes ces parties dissociées par l'analyse anatomique tendent partout à se centraliser, comme le voulait l'unité du moi humain dont elles sont l'instrument le plus noble. »

Il y aurait à examiner ici une question intéressante; nous ne voulons que l'indiquer brièvement.

Les phénomènes d'activité intellectuelle sont de trois ordres, les uns réflexes, les autres instinctifs, les derniers volontaires et librement coordonnés. La suppléance doit pouvoir s'établir entre les uns et les autres ; autrement dit, les phénomènes réflexes peuvent suppléer les phénomènes instinctifs; ceux-ci les phénomènes volontaires, et réciproquement.. La chose nous paraît très-probable ; il suffit, pour s'en rendre compte, d'analyser un de nos actes. Nous parlons; l'incitation volontaire produit la parole; elle participe nécessairement à la formation des sons et du langage. Mais l'intelligence arrêtée à la conception de l'idée transmise par la parole, laisse habituellement à l'activité instinctive le soin de présider aux fonctions des organes phonateurs. De même pour le geste, etc. Mais cette question, touchant au domaine de la psychologie philosophique, nous ne voulons pas nous y arrêter.

Constatons seulement la suppléance, à l'aide des commissures, des hémisphères cérébraux l'un par l'autre, pour les fonctions de l'intelligence.

Seconde hypothèse. — Les fibres de l'hémisphère gauche (suppléant le droit qui est lésé dans sa couche corticale)

(1) Foville. Anat. du syst. nerveux, p. 278.

descendent-elles simplement dans l'expansion pédonculaire et la capsule interne du même côté (gauche) pour aller agir sur les noyaux de la protubérance et du bulbe du côté droit, après leur entrecroisement, et là, en agissant à droite (côté non paralysé, dans l'hypothèse que nous faisons), déterminent-elles en même temps le fonctionnement des centres du côté gauche de l'axe gris bulbo-médullaire qui leur sont très-voisins?

M. Charcot a depuis longtemps établi ce que les recherches de Duret sur la circulation de l'encéphale sont venues affirmer ensuite, savoir : que les hémorrhagies cérébrales se font, le plus souvent, au voisinage du corps strié, dans la capsule interne. Or, si le pied de l'expansion pédonculaire est coupé entièrement par l'hémorrhagie, les malades sont toujours atteints d'hémiplégie du côté opposé, et cette hémiplégie ne guérit pas.

Le corps calleux et les pédoncules sont les seuls points de communication entre les deux hémisphères; encore les pédoncules ne le sont-ils que très-imparfaitement, puisque leurs fibres descendent plutôt vers le bulbe qu'elles ne remontent du côté opposé. Si donc les deux hémisphères ne peuvent pas avoir l'un sur l'autre d'action réciproque par leurs commissures, il n'est pas possible d'admettre ainsi la suppléance.

Cette manière de voir est aussi celle de M. Lépine (1).

« Faut-il invoquer, dit-il, la suppléance de l'hémisphère droit pour expliquer l'amélioration et la guérison de certaines aphasies, ou bien convient-il plutôt d'admettre que les fonctions se rétablissent dans le territoire gauche, soit parce que la lésion a guéri, soit même par une suppléance de voisinage? Je ne sais; mais je ne puis m'empêcher d'observer que si la suppléance de l'un des hémisphères par

(1) Lépine. Loc. cit.

l'autre était facile, il n'y aurait que peu d'aphasies persistantes, car les lésions doubles ne sont pas très-communes. »

Si donc on s'en rapporte aux faits et à un examen sérieux des différentes conditions d'être des deux hémisphères l'un par rapport à l'autre, il paraît difficile d'admettre qu'ils se suppléent réciproquement.

Cependant je veux citer ici le fait rapporté par Cotard : Un épileptique qui, pendant sa vie, n'avait eu ni aphasie ni hémiplégie, et dont l'intelligence était saine, présenta à l'ouverture du cadavre une atrophie considérable de l'hémisphère gauche. Comment donc admettre l'intégrité des fonctions, si on ne veut pas que l'hémisphère sain ait suppiéé à lui seul l'hémisphère malade.

Cette question est encore fort obscure et demanderait à être longuement étudiée.

Nous verrons plus loin que la suppléance réciproque est admise par quelques auteurs. Nous ne pouvons donc donner de solution à cet égard.

De façon ou d'autre, la suppléance se fait; mais dans quelle conditions? Par quel mécanisme? Quelles parties peuvent se suppléer les unes les autres? Enfin la suppléance est-elle parfaite ?

Nous ne sommes pas en état d'examiner ces différents points. Nous ne voulons retenir qu'une chose : quelles que soient ses conditions d'existence, la possibilité des suppléances des parties de l'encéphale l'une par l'autre est certaine.

Il y a longtemps déjà que cette possibilité avait été entrevue.

Voici ce qu'écrivait Bouillaud en 1825 (1) :

« Lorsque l'un des hémisphères seulement est malade,

(1) Bouillaud. Op. cit.

soit en totalité, soit en partie, les phénomènes purement intellectuels conservent toute leur intégrité.....

« Nous devons admirer combien la nature s'est montrée prévoyante et sage en nous construisant double l'appareil si compliqué, si précieux, de nos facultés intellectuelles et sensitives. Sans cet admirable artifice, la lésion d'un seul hémisphère cérébral nous aurait privé du plus noble de nos priviléges, de cette puissance intellectuelle qui brille de tout son éclat dans l'homme et à laquelle il est redevable de l'empire souverain qu'il exerce sur tous les autres animaux. Au contraire, grâce à la duplicité de nos organes intellectuels et sensitifs, nous pouvons en perdre un, sans que pour cela nous soyons privés en même temps de nos facultés sensoriales et intellectuelles. »

Müller (1) s'exprime d'une façon beaucoup plus nette et plus remarquable :

« Certains sujets ont présenté des destructions considérables, par exemple de tout un hémisphère, sans que leurs facultés intellectuelles fussent altérées. Les expériences sur les animaux prouvent que les lésions, même subites, qui portent sur un seul hémisphère, n'entraînent pas, sur le champ, une stupeur complète, et que celle-ci ne se manifeste qu'après l'ablation des deux hémisphères ; ce qui semble annoncer que ces deux portions s'entre-aident réciproquement et peuvent même se suppléer l'une par l'autre, dans l'exercice des fonctions de l'âme. »

Müller devait avoir eu des faits à sa connaissance ; il n'en parle pas. Mais son opinion paraît claire et précise, au moins en ce qui concerne le fonctionnement de l'intelligence et des facultés supérieures ; les hémisphères peuvent se suppléer mutuellement.

(1) J. Muller. Physiologie du système nerveux, 1840, t. I, p. 384.

Les travaux de Longet ne nous ont rien présenté qui se rapportât à la question des suppléances.

Andral et Lallemand, bien qu'ils examinent à plusieurs reprises, dans leurs études sur la pathologie de l'encéphale, le mode de fontionnement du cerveau, ne paraissent pas non plus s'être arrêtés à ce point particulier.

Voici ce que nous trouvons dans les œuvres d'Alquié, professeur de clinique chirurgicale à la Faculté de médecine de Montpellier (1) :

« Les circonvolutions de la base du cerveau servent ordinairement peu à l'acte de l'intelligence. La nature a-t-elle voulu se ménager une ressource en disposant à la région inférieure de l'encéphale des organes supplémentaires pour la pensée ?

« On remarque cette suppléance, même pour les diverses parties de la convexité cervicale. On voit tous les jours des individus qui, à la suite de lésions cérébrales, ont eu leurs principales fonctions suspendues pendant des mois entiers, après lesquels ils ont recouvré l'usage de leurs organes. »

L'auteur se demande ensuite quelle est la raison de ce retour à la pensée, alors qu'il existe encore une excavation dans les circonvolutions cérébrales, organe de cette autre faculté.

« L'intégrité des deux cerveaux est importante mais non rigoureusement nécessaire à l'intelligence. Lorsque le désordre anatomique a donné le temps à l'organe pensant de revenir de son état morbide, le cerveau sain et la portion restante de cerveau lésé fonctionnent ensuite comme par le passé, en suppléant à la partie détruite. La multiplicité des circonvolutions cérébrales est sans doute fort importante à l'exercice de la pensée, comme la pluralité

(1) Alquié. Clinique chirurgicale de l'Hôtel-Dieu de Montpellier, t. II, p. 317, 1858.

des lobules rénaux, hépatiques, pulmonaires, etc..... l'est à leurs fonctions respectives. Mais chacun de ces éléments splanchniques n'est pas absolument indispensable ; étant de même nature, tous agissent de la même manière, produisent les mêmes phénomènes, et par conséquent peuvent suppléer et travailler pour deux, trois ou plus, suivant l'étendue de la désorganisation et l'utilité de la fonction. »

Ces paroles du chirurgien de Montpellier sont fort remarquables. Pour lui toutes les parties relatives à la même fonction se comportent de la même manière. Etant admis que les circonvolutions sont les intermédiaires de l'intelligence, qu'elles servent de substratum aux facultés supérieures, une partie remplit les mêmes fonctions que toutes les parties, et seule peut suffire à un service normal et régulier. De sorte que, au besoin, lorsque cette partie, habituellement suffisante, est détruite, les autres naturellement viennent la remplacer.

D'autres documents sur la question des suppléances nous sont fournis par les discutions soulevées de 1861 à 1865, à la Société d'anthropologie et à l'Académie de médecine, sur la localisation de la faculté du langage.

Au cours de ces discussions (1), MM. Auburtin, Broca, Bouillaud, Baillarger, Bonnafont, se ralliant presque tous à la doctrine des localisations fonctionnelles, eurent occasion d'admettre, d'une façon incidente, la possibilité des suppléances dans des cas où les données les plus habituelles sur les localisations se trouvaient défectueuses.

Je ne citerai ici que quelques mots de M. Baillarger : « Je rappellerai, dit-il, que chez les aphasiques, les mouvements qui servent à l'articulation des mots sont libres, on

(1) Bulletins de la Société d'anthropologie, 1861, 1862, 1863. Bulletins de l'Académie de méd., 1865.

comprend donc qu'un hémisphère ici puisse suppléer l'autre. »

Et ces paroles de M. Bonnafont :

« Partant de cette idée que le cerveau est un organe pair, que le côté gauche est en tout semblable au côté droit, il doit nécessairement résulter de cette disposition anatomique, que, lorsque la lésion lente et progressive atteint une région quelconque d'un hémisphère, la partie correspondante du côte opposé, si elle est restée étrangère à la maladie, doit ou peut jusqu'à un certain point suppléer celle qui est malade. Je ne dis pas que cela arrive toujours, mais bien certainement il doit en être ainsi dans un grand nombre de cas.

« Ainsi, qu'une partie du cerveau, le lobe antérieur, soit le siége d'une lésion qui peu à peu et très-lentement ramollisse le tissu de cette région, il n'est point douteux pour moi que pendant que le lobe perd ses propriétés physiologiques, le lobe correspondant n'en conserve l'intégrité et qu'il mette ainsi l'observateur dans l'impossibilité de déduire, pendant la vie, les conséquences rigoureuses auxquelles la gravité de la lésion, constatée plus tard par l'autopsie, aurait dû donner lieu.... »

Ces citations donnent lieu à plusieurs remarques.

1° Les opinions que nous avons rapportées jusqu'ici se préoccupent d'abord d'un fait : le développement lent et progressif des lésions encéphaliques. Que ce soit un ramollissement, un abcès, une tumeur, peu importe : le mal à mis un temps plus ou moins long à se développer. Dans de telles conditions il est aisé de voir que la suppléance a eu tout le temps de s'établir, et on comprend que les symptômes de la lésion aient pu être nuls ou presque nuls. Les parties voisines de la lésion ont eu tout le temps de s'habituer. Quelle que soit l'étendue du ramollissement, la profondeur de l'abcès, à mesure qu'une partie était détruite, une autre pouvait suffire à l'exercice de la fonction.

Les tumeurs sont dans des conditions encore plus particulières. Elle s'accroissentgénéralement au milieu du tissu cérébral ; elles se contentent de le comprimer, de le refouler, Les éléments subsistent entiers, ils sont seulement tassés ou changés de place. Pourquoi donc alors les fonctions ne resteraient-elles pas intactes?

Les conditions de la suppléance doivent être tout autres si la lésion est brusque et subite.

2° Les auteurs se sont occupés jusqu'ici presque uniquement des fonctions d'intelligence et de sensibilité. Pour elles en effet la suppléance existe bien réellement.

Toutefois, il importe de remarquer que l'intelligence ne se bornant pas, pour se manifester, à emprunter un point limité du cerveau, comme certaines fonctions plus restreintes, mais se servant de l'ensemble de la couche grise péripherique, il n'y a peut-être pas, à proprement parler, suppléance. Mais au moins ce qui reste de couche grise suffit-il à l'exercice parfait des fonctions intellectuelles. Les parties intactes n'exercent pas maintenant une fonction qu'elles n'avaient jamais exercée jusqu'ici ; elle l'exercent seulement dans une portion plus grande.

Pour ce qui est de la sensibilité spéciale, la suppléance est plus réelle. La perception alors s'exerce évidemment à des points déterminés. Nous en rapportant aux données anatomiques, nous n'en voulons pour preuve que les fonctions des sens externes, l'ouïe et la vue. Les noyaux d'origine des nerfs sont situés à des lieux différents. C'est là que vient aboutir la sensation pour se mettre en rapport avec la perception. Si donc ces noyaux d'origine sont altérés, et que le sens continue à fonctionner, comment ne pas admettre la suppléance ? Toutefois les faits ici sont encore fort obscurs, puisque la certitude manque sur les données anatomiques elles-mêmes.

3° Mais voici qui est plus remarquable :

MM. Baillarger et Bonnafont indiquent un fait, la suppléance possible dans les cas d'aphasie.

L'aphasie est déjà une chose plus tangible, plus appréciable que ce qui a rapport à l'intelligence et aux sens externes. Sans doute l'altération du langage est en rapport intime avec l'état de l'intelligence. Le dément ne parle pas comme l'homme entièrement sain d'esprit. Mais dans l'aphasie, il faut faire la part de la coordination motrice. Dans la perte du langage articulé il y a en partie un fait de paralysie. Les organes phonateurs sont intacts, assurément. Mais l'incitation ne leur parvient plus ; de même que dans l'hémiplégie le bras et la jambe sont sains alors qu'ils ne peuvent plus se mouvoir.

Il nous paraît donc fort intéressant de voir l'idée de la suppléance se faire jour à l'endroit des phénomènes moteurs. En somme c'est là le point important, puisque l'étude des localisations nous a montré les centres moteurs, situés habituellement à des points déterminés, non plus généralisés, comme pour la fonction d'intelligence, mais distincts et isolés les uns des autres, de telle sorte que pour eux, le rétablissement de la fonction, après destruction complète, implique réellement une suppléance.

Aussi M. Vulpian, admettant la possibilité des suppléances cérébrales, nous semble-t-il à tort vouloir en tirer des conclusions contre la doctrine des localisations. « L'expérience et l'observation (1) nous apprennent, dit-il, quelque difficulté que nous puissions avoir à comprendre ce résultat, que les diverses parties des hémisphères céré-

(1) Vulpian, Op. cit.

braux, et surtout de leur substance grise, peuvent se suppléer ; qu'une partie relativement minime, surtout chez les animaux, peut suffire à remplir les fonctions du tout ; et conséquemment, je le répète, la doctrine des localisations des diverses facultés intellectuelles, instinctives et affectives n'a aucune consistance. »

Jusqu'à présent nous avons apporté les opinions favorables à la théorie des suppléances. Quelques voix dissidentes se sont élevées, nous pourrions en citer plusieurs. C'est ainsi que M. J. Guérin, répondant à M. Baillarger (1), « trouve étrange et irraisonnable qu'on puisse soutenir qu'une fonction du cerveau survive à la partie dans laquelle elle a été localisée. »

Dans la thèse dont nous avons déjà parlé, M. Cotard émet une opinion intermédiaire. Pour lui, l'atrophie congéniale comporte seule la suppléance.

« Il paraît, dit-il, très-naturel : 1° que par l'éducation une partie du cerveau deviennent apte à en suppléer une autre ; 2° que quand une partie du cerveau ayant reçu une éducation spéciale vient à être détruite, le cerveau soit incapable de la suppléer. En un mot, on comprend facilement que les individus qui sont privés de l'hémisphère gauche de leur cerveau dès leur enfance aient pu cependant apprendre sans peine à parler avec l'hémisphère droit, et que les individus qui ont été privés d'une partie de l'hémisphère gauche pendant l'âge adulte aient perdu en même temps tout ce que l'éducation avait accumulé de facultés acquises dans la région du cerveau qui s'est détruite. »

Nous verrons tous à l'heure ce que cette opinion a de trop absolu. Qu'il nous suffise pour le moment de faire remarquer que l'auteur ne nous paraît pas entièrement

(1) Bulletin de l'Académie de médecine, juin 1865.

d'accord avec lui-même. Il a cité des faits, au moins un (obs. XXX) où il émet des doutes sur l'origine congéniale de l'atrophie, et cependant l'individu est sain d'esprit. Malgré cela M. Cotard ajoute : « Il existe certainement une disposition native des cellules ou des groupes de cellules à de certaines fonctions. On ne peut s'expliquer autrement pourquoi la troisième circonvolution frontale s'adapterait presque constamment à la fonction du langage.

« Ces différences probablement très-faibles à l'origine entre les divers éléments nerveux s'exagèrent et se caractérisent à mesure que l'éducation et l'habitude des fonctions différentes influencent les différentes régions du cerveau. De sorte que l'on peut dire que la localisation des facultés cérébrales est surtout acquise pour chaque individu, à mesure que son intelligence se développe. »

Si cette prédisposition, cette aptitude des cellules ou des groupes de cellules à de certaines fonctions, existe dès l'enfance, pourquoi n'existerait-elle pas plus tard ? Si on s'en rapporte aux faits d'ordre intellectuel, ne voit-on pas chaque jour des individus, déjà avancés en âge, développer, à force de travail et d'exercice, des facultés jusque-là très-insuffisantes ou très-incomplètes.

Avec les études récentes sur les localisations, la théorie des suppléances a de nouveau pris pied dans la science, et cette fois d'une façon plus solide. Elle se précise également un peu dans ses conditions d'existence.

Voici ce que Ferrier écrivait à la suite de ses premières expériences : « La perte du langage (chez les aphasiques) dure jusqu'à ce que l'hémisphère droit ait eu le temps de faire son apprentissage, et ait repris le premier rôle où il n'avait d'abord que le second. Pendant ce temps le malade ne peut que proférer des mots automatiques (monoyllabes et exclamations), mots qui n'appartiennent pas à la sphère de l'idéation et de l'impulsion purement volontaire. »

On remarquera que l'auteur anglais admet la suppléance d'un hémisphère par l'autre, en contradiction avec les opinions que nous avons déjà eu occasion d'exposer. Sur cette question nous croyons qu'il est encore impossible de se prononcer avec quelque certitude. Le fait important est de voir Ferrier admettre la suppléance, même à l'égard du rétablissement des fonctions motrices.

Des dernières paroles que nous avons citées, nous prendrons occasion de dire, d'une façon incidente, que dans bon nombre de cas le langage paraît être un phénomène purement réflexe (1).

Il en serait là comme des tronçons de moelle et de tout groupe de cellules nerveuses par lesquels s'établissent les mouvement de retour. Seulement dans les masses nerveuses centrales il y a des caractères spéciaux dus à ce que l'incitation est en partie volontaire.

L'enfant récite couramment une fable ; l'acteur débite une longue tirade que le premier mot lui a rappelée tout entière : automatisme.

L'orateur parle en songeant à l'idée qu'il exprimera tout à l'heure, sans s'occuper beaucoup des mots qu'il emploie actuellement : automatisme, au moins partiel.

Le chant que l'on retrouve après en avoir entendu la première mesure ; le mot qu'on termine sur l'indication de la première syllabe, les phrases qu'on laisse échapper en dormant, etc., impliquent encore des actions réflexes du même genre.

Enfin la mémoire des mots nombreux de la langue n'est-elle pas encore en grande partie automatique ?

Mais passons.

A côté de Ferrier, plaçons MM. Carville et Duret qui

(1) Onimus. Du langage considéré comme phénomène automatique, et d'un centre nerveux phono-moteur, in Journal de l'anat. et de la physiol. norm. et path., par Ch. Robin 1874.

ont contrôlé et mieux interprété la plupart des expériences de l'auteur anglais. Nous avons déjà exposé leurs idées, et pour notre part, nous sommes disposé à les tenir pour exactes dans la majeure partie des cas. Dans le cas de lésions circonscrites, rien ne s'oppose à ce que la partie voisine vienne suppléer celle qui fait défaut. Cependant il ne faudrait pas aller trop loin dans cette voie. Supposons en effet qu'un centre détruit soit suppléé en un point de son voisinage, qu'une nouvelle destruction suivie d'une reconstitution chasse ce centre de proche en proche, et voyez à quelles pérégrinations vous le condamnez. Il est plus naturel de croire que ces lésions successives détruiraient en peu de temps toute l'activité fonctionnelle. (Voir Lépine, th. citée.)

MM. Carville et Duret ont fait une expérience curieuse et de grande valeur.

Ils déterminent avec soin chez un chien les centres moteurs des pattes de chaque côté; ils enlèvent avec une curette la couche d'écorce grise correspondant à ces centres. Il s'ensuit une paralysie complète des quatre membres. Mais au bout de quelques jours la paralysie guérit; les mouvements reparaissent. Evidemment il ne peut s'agir d'une suppléance de l'un des centres par l'autre, puisque tous deux sont détruits. Aussi MM. Carville et Duret admettent-ils sans réserve une suppléance de voisinage.

Enfin, voici les opinions émises dans ces derniers temps à la Société de biologie et à la Société médico-psychologique (1).

M. Brown-Séquard a exprimé à plusieurs reprises, devant la Société de biologie son avis : que le cerveau est un organe absolument double; qu'un hémisphère a sans doute

(1) Société de biologie, nov. 1874, août 1875.
Société médico-psychologique, janvier 1875.

une prédominence d'action, mais que malgré cela leurs fonctions sont symétriques.

M. Rouget n'accepte pas pour incontestables les arguments invoqués par MM. Carville et Duret, et il croit aussi à la suppléance des hémisphères l'un par l'autre.

MM. Ach. Foville, Baillarger, Dally, membres de la société médico-psychologique, regardent comme certain que le cerveau à des suppléances; que la localisation étant réelle, le point cérébral de cette localisation n'est pas absolument ni invariablement le même.

M. Dally ajoute en particulier : « Les faits de conservation du langage avec destruction du lobe antérieur gauche du cerveau ne renversent pas la loi que ce lobe est celui dont nous nous servons d'habitude pour parler : mais ils prouvent que nous pouvons parler en nous servant d'une autre partie du cerveau que celle où d'ordinaire se localise la faculté du langage. »

Des autorités imposantes témoignent donc en faveur de la doctrine des suppléances célébrales. Cette doctrine nous paraît de nature à rendre un compte satisfaisant de la façon dont se comportent certaines lésions des centres nerveux. Du reste, la comparaison des faits avec les notions que nous avons exposées sur les localisations, lui donnent une valeur réelle.

Le cas observé par M. Ach. Fovile est à cet égard des plus remarquables. Nous sommes heureux de pouvoir le produire. Nous ajouterons quelques autres faits qui nous ont semblé devoir aussi venir à l'appui de notre thèse.

IV.

RECUEIL DE FAITS.

OBSERVATION I. (Due à M. le Dr Ach. Foville.) — Aphasie complète. — Guérison. — Perte de substance cérébrale considérable au niveau de la troisième circonvolution frontale gauche.

Leb... Simon-Marie, 58 ans, célibataire, est né à Lannion (dép. des Côtes-du-Nord). Issu d'une famille riche, il aurait eu, paraît-il, une jeunesse assez heureuse. Ruiné entièrement, on ne sait à quel date, il ne put accepter son infortune, et commença à se montrer d'un caractère bizarre, emporté. Il quitte son pays natal, se rend aux colonies espagnoles de l'Amérique du Sud, où il est resté vingt années.

Comment a-t-il vécu? on ne sait. Tout porte à croire que la misère et la chaleur du climat n'ont fait qu'augmenter son irritabilité et sa bizarrerie. Dans une rixe, il fut frappé de six coups de couteau, et reçut à la tête une blessure grave, à la suite de laquelle *il est resté complètement muet* pendant une année. Nous ignorons comment l'usage de la parole s'est rétabli, et quel rapport il y a pu avoir entre cet accident et l'apparition des premiers troubles intellectuels.

Nous retrouvons le malade, après un temps indéterminé, exerçant au Havre le métier de confiseur. Un certificat de M. le Dr Desmares, figurant à son dossier, nous apprend que deux fois il a été enfermé à l'hospice de cette ville, pour avoir cassé des reverbères. Relâché après une amélioration sensible, il ne tarde pas à donner de nouvelles preuves de folie. Le 10 avril 1869, il soufflète sans cause deux sergents de ville, est séquestré à nouveau, et envoyé à l'asile de Quatremares (Seine-Inférieure), après examen et constatation de son affection mentale.

Il entre à l'asile le 11 juin 1869. On avait alors peu de renseignements sur le malade. En nous reportant à l'observation qui fut faite à cette époque, nous voyons « qu'une dépression remarquable de la boîte cranienne fut constatée, et que cette particularité dont on ignorait la cause, jointe au séjour dans les pays chauds, fut considérée comme la cause probable des troubles intellectuels. » Nous copions ici un passage décrivant son genre de délire.

« Il se dit Dieu ; porte une petite croix à sa casquette, prêche les » autres malades, les excite et donne lieu à des troubles regrettables. » Il refuse la viande qu'on lui donne, disant que c'est de la chair » humaine. Peu de jours après son entrée, il a failli étrangler un » aliéné, pour qu'il arrivât plus vite au ciel. Enfin il est sous l'em- » pire d'hallucinations dominant sa volonté. Une voix lui dicte le » rôle de prophète qu'il doit remplir sur la terre. »

Cette observation est muette au point de vue des antécédents héréditaires. Des renseignements donnés depuis, nous apprennent que sa sœur est morte aliénée à Rennes ; enfin, de l'aveu même de sa belle-sœur, tous les membres de la famille du malade, et en particulier sa mère, se sont fait remarquer par leur peu de tête et leurs excentricités.

Au bout d'un mois de régime, Leb... est devenu calme et a demandé du travail. Il a été occupé aux travaux du jardinage et est resté depuis dans cet emploi. Il a toujours conservé ses idées religieuses ; mais, malgré le rôle de prophète qu'il s'attribue, il tient un langage des plus grossiers. Son caractère est difficile, ombrageux, emporté ; il excite les autres, et a souvent des difficultés. Depuis qu'il est à l'asile, il a toujours refusé de manger de la viande et de boire du cidre ; il ne se nourrit que de pain et de légumes, et ne boit que de l'eau.

Depuis un an, il est allé s'affaiblissant, et est devenu d'une alimentation très-difficile. Il a cessé le travail et, dans ces derniers temps, a refusé toute nourriture

A partir du 1er avril 1874, malgré des essais nombreux, son alimentation ne se compose plus que d'un peu d'eau, de pain et de fromage de gruyère.

Il meurt dans le marasme, le 8 mai, à 10 h. du soir.

Autopsie, faite 36 heures après la mort. — La rigidité cadavérique est persistante, la putréfaction assez avancée. Le cadavre est moins émacié qu'on aurait pu s'y attendre.

Le crâne présente une dépression en enfoncement située à la région temporale gauche, au niveau de la suture fronto-pariétale. La surface déprimée est irrégulièrement ovale ; son grand diamètre obliquement dirigé de haut en bas et d'avant en arrière. Elle présente 4 centimètres de longueur sur 2 de largeur. La dépression peut être évaluée à 3 ou 4 millimètres au-dessous du reste de la surface du crâne. Le péricrâne est, à ce niveau, plus adhérent qu'ailleurs.

La calotte du crâne est sciée et enlevée. Au niveau de la fracture, toute la tablette intérieure fait, vers la cavité crânienne, une saillie proportionnée à la dépression extérieure. Aux deux extrémités du grand axe, la saillie est plus considérable et forme une espèce d'épine. A ce niveau, la cicatrice osseuse a entraîné avec elle une partie des méninges et la saillie antérieure, quelques parcelles de substance cérébrale. Le cerveau présente dans son ensemble les caractères d'une affection ancienne ; les méninges sont partout épaissies et opaques, les circonvolutions maigres et atrophiées, la sérosité très-abondante.

L'hémisphère droit ne présente aucune lésion remarquable.

Il en est tout autrement pour l'hémisphère gauche. Celui-ci a subi une vaste perte de substance, correspondant exactement à la saillie faite par l'os fracturé. Cette perte de substance forme une sorte de gouttière en avant et au-dessus de la scissure de Sylvius ; toute la substance grise des circonvolutions est détruite, et l'on voit à nu la substance blanche sous-jacente. La partie antérieure de cette gouttière est la plus profonde et correspond à la saillie antérieure de l'épine osseuse. Il existe une autre perte de substance circulaire, correspondant à la saillie osseuse postéro-inférieure, située au centre du lobule sphénoïdal.

Le poids de l'hémisphère droit étant de 597 gr., celui du gauche est de 525, soit une différence en moins de 72 gr.

Les artères cérébrales sont partout saines et sans athérome.

L'artère sylvienne gauche et ses branches sont examinées et ne présentent aucune altération (1).

Cette observation est à tous égards fort digne de remarque. Le malade a été complètement aphasique pendant un an, il guérit, et pendant un séjour de plusieurs années à l'asile de Quatre-Mares, on ne constate chez lui ni aphasie, ni hémiplégie. A quoi attribuer la guérison? Il faut nécessairement que le reste du cerveau ait suffi par la suite à l'exercice des fonctions intactes.

En outre, la partie postéro-externe inférieure du lobe frontal gauche est gravement lésée. Ce fait vient donc en aide à ceux invoqués par M. Broca pour la localisation de la fonction du langage. Le malade a été aphasique parce

(1) Pour cette observation, comme pour toutes celles que nous rapportons, nous passons les détails cadavériques des organes autres que le cerveau.

que ce point avait été en partie détruit. Il a guéri parce que d'autres parties du cerveau se sont habituées à présider aux manifestations de la parole; en un mot il y a eu suppléance.

Obs. II. (Archives de médecine 1866. Traduite d'après le medical Times and Gazette, 9 sept. 1865, et rapportée par le Dr Russell, médecin à l'hôpital général de Birmingham.) — Hémiplégie droite avec aphasie. — Amélioration notable. — Mort deux ans après à la suite d'une affection rénale. — Perte de substance dans le lobe antérieur gauche du cerveau.

Il s'agit d'un homme de 65 ans qui, deux ans avant l'époque où on l'a observé, fut frappé soudainement d'hémiplégie droite, avec perte de connaissance. Il ne se rappelle rien de ce qui s'est passé dans les 17 semaines qui suivirent cet accident. Mais sa femme ajoute que, durant cette période, il avait perdu la faculté du langage, et faisait des signes très-imparfaitement intelligibles. La paralysie ne fut jamais complète, mais la face était affectée, et pendant trois semaines, il y eut de la difficulté dans la déglutition. Le malade *recouvra l'usage de ses membres au bout d'un an*, et actuellement les membres ont repris leur contractilité et leur nutrition. La parole fut longtemps très-imparfaite; il balbutiait et employait souvent des mots impropres et contraires à ce qu'il voulait dire. Cependant il retrouva peu à peu cette fonction, bien que ses facultés mentales demeurassent faibles, et qu'il ne pût répondre à ce qu'on lui demandait. Sa mémoire resta mauvaise; il oubliait souvent ce qu'il avait à dire et se trompait lorsqu'il était pressé; cela lui arrivait surtout pour les noms. Il avait en outre complètement perdu la faculté d'écrire, bien qu'auparavant il écrivît bien; il avait tout à fait oublié ses lettres.

Au moment où le Dr Russell le vit, il était capable de causer convenablement; cependant il hésitait parfois et répétait ses derniers mots. Son intelligence paraissait impropre à exprimer plus qu'une courte phrase, et au bout de quelque temps il se trompait de mots et employait alors des signes. Il lisait facilement et correctement. Quand on lui demanda d'écrire son nom, il intervertit l'ordre de ses noms et prénoms sans pouvoir dire pourquoi; c'était la seule chose qu'il pût écrire correctement. Il fut incapable de reproduire une courte phrase qu'on lui dictait, ou il écrivait des mots inintelligibles.

Ce malade fut admis à l'hôpital pour des symptômes d'une maladie rénale récente, à laquelle il succomba. Avant sa mort il devint tout à fait imbécile.

Autopsie. — On trouva la dure-mère et l'arachnoïde saines. Dans le lobe antérieur gauche du cerveau était une cavité en partie remplie par du tissu cérébral désagrégé, de la grosseur d'une noix. Cette cavité était superficielle et intéressait la substance grise et blanche de la circonvolution ; elle était limitée en dehors par l'arachnoïde, en dedans par le prolongement de l'arachnoïde qui recouvre la scissure de Sylvius. Le corps strié gauche n'était pas intéressé ; il était sain, ainsi que le reste du cerveau. Les vaisseaux ne furent pas examinés.

Bien que la description anatomique soit ici fort imparfaite, il n'en est pas moins intéressant de voir une hémiplégie disparaître au bout d'un an, et l'aphasie s'améliorer d'une manière notable, malgré la persistance de la lésion cérébrale.

Ici encore l'aphasie coïncide avec l'altération du lobe antérieur gauche et peut-être de la troisième circonvolution frontale.

Obs. III. — Vaste lésion de la circonvolution frontale inférieure gauche, sans aphasie actuelle. — (Simpson, médical Times, 21 décembre 1867, rapportée par Bateman, in On aphasia.)

W. M..., âgé de 62 ans, fut admis à l'asile du comté de Glocester, en février 1857. Il était atteint d'épilepsie depuis sa première jeunesse; il n'avait jamais eu d'attaque d'apoplexie, *autant qu'on peut l'affirmer*, et n'avait jamais antérieurement éprouvé de perte de parole. Pendant dix ans qu'il fut observé dans l'asile, il n'eut aucun symptôme cérébral autre que ceux que l'on rencontre ordinairement dans l'épilepsie, ni paralysie, ni embarras de la parole. Il mourut en novembre 1867, d'une affection bronchique.

Autopsie. — La voûte crânienne est épaisse, dure ; le crâne non symétrique est plus allongé, suivant le diamètre oblique gauche. La dure-mère est saine et ne présente aucune adhérence ; l'arachnoïde est opaque dans toute son étendue, mais particulièrement à la partie supérieure des deux hémisphères ; la pie-mère est à l'état normal. La substance grise est un peu atrophiée; elle est d'une consistance ferme, mais elle est plus pâle qu'à l'ordinaire ; la substance blanche est aussi atrophiée, et les intervalles qu'elle présente, ainsi que les ventricules sont remplis de sérosité. Les deux moitiés orbitaires des lobes frontaux présentent des dentelures produites par la saillie des bords supérieurs des orbites. Du côté gauche, *et située dans la partie posterieure de la troisième circonvolution frontale,* existe *une vaste dépression* qui semble le résultat d'un foyer apoplectique; c'est une poche irrégulière, ayant environ un pouce trois quarts dans son diamètre transverse. Elle s'étend à l'intérieur jusqu'à cinq lignes du bulbe olfactif, et en avant jusqu'à un pouce du bord extérieur de l'hémisphère; la plus grande profondeur est à son centre, d'où elle mesure un demi-pouce pour aller à la ligne générale de surface. Le tissu cérébral est taché d'une couleur jaune brunâtre ; il y a là un plissement considérable, avec induration autour des bords de la dépression. La substance corticale est fortement amincie, réduite à une ligne peu épaisse, au centre de la dépression. L'insula de Reil paraît sain, et les autres parties du cerveau ne présentent pas une différence notable avec l'état normal. Les artères cérébrales sont un peu athéromateuses.

Voilà donc une lésion de la troisième circonvolution frontale sous symptômes ultimes. Mais l'auteur n'ose affirmer complètement qu'il n'y ait jamais eu ni hémiplégie, ni aphasie. Ses renseignements ont pu être insuffisants. Je serais disposé à croire qu'il en a été ainsi.

Il y a assez de faits probants en faveur de la localisation, pour que celui-ci témoigne en faveur de la suppléance de la troisième circonvolution par un autre dans ses rapports avec la fonction du langage.

Obs. IV. — Aphasie complète; guérison. — Hémiplégie droite persistante. — Conservation de la sensibilité. (Font-Réaulx, Th. Paris, 1866. Abrégée en ce qui n'a pas trait à l'aphasie et au cerveau.)

Collet, 25 ans, célibataire, menuisier, à Bicêtre depuis neuf mois; entré à l'infirmerie, service de M. Léger, le 4 juillet, mort le 15.

Ce malade raconte qu'il se portait très-bien habituellement. Il n'a jamais eu de rhumatisme articulaire. Il avoue avoir fait des excès alcooliques (absinthe et eau-de-vie), surtout depuis deux ans. Pas de syphilis.

Il y a trois ans, au sortir du bal, il tomba subitement à terre, ne perdit pas complètement connaissance; on le releva hémiplégique à droite. Il n'avait pas fait d'excès alcooliques ce jour-là. Il avait perdu en même temps la parole. Il raconte qu'*il est resté muet complètement pendant six mois*. Au bout de ce temps, il a pu dire le mot bouchon qu'il employait à tout propos, quoiqu'il comprît très-bien que ce mot ne répondait pas à sa pensée. Depuis ce moment, il commença à dire quelques mots nouveaux, mais mal à propos, étant resté un mois n'ayant absolument que le mot bouchon à son service. La déglutition n'a pas varié. — Les gestes étaient conservés et Collet se faisait comprendre.

Actuellement (6 juillet), le bras droit et la jambe sont complètement paralysés du mouvement. La sensibilité est intacte. Œdème des membres paralysés. Jamais de crampes ni de fourmillements. Nous constatons l'état normal de la vue, de l'ouïe, de l'odorat et du goût. *Le malade parle très-bien*. Il a un peu de gêne dans l'articulation, ce qui semble tenir à l'hémiplégie faciale incomplète qu'il présente. Il ne peut siffler. — Son intelligence et sa mémoire sont parfaitement conservées, et le malade rend très-bien compte de son état.

Ce malade avait une maladie du cœur gauche. Il est entré à l'infirmerie pour une pneumonie à la suite de laquelle il succomba.

Autopsie. — 28 heures après la mort.

Crâne dur; coloration ictérique des méninges. Peu de liquide encéphalo-rachidien. Atrophie manifeste de l'hémisphère gauche, dont les circonvolutions contrastent, par leur gracilité, avec la magnificence de celles du côté opposé, qui semblent notablement plus volumineuses que celles d'un cerveau normal. Il existe un affaissement manifeste au niveau de la partie postérieure du lobe frontal.

En examinant les circonvolutions l'une après l'autre, on constate que plusieurs sont comme flétries, jaune-chamois; elles sont considérablement atrophiées. La lésion occupe la circonvolution frontale transverse et pariétale transverse tout entière. La deuxième et troisième circonvolution frontale sont notablement diminuées de volume, surtout à leur partie postérieure. La troisième est plus atrophiée que la deuxième; ces deux circonvolutions paraissent simplement diminuées de volume et n'ont pas l'aspect flétri, ni la coloration des deux circonvolutions transverses. Elles ont leur coloration et leur consistance normales. L'insula de Reil n'offre rien à noter. Au niveau de la réflexion du corps calleux sur le corps strié, on constate un ensemble de vacuoles qui donnent au doigt une sensation dure, rugueuse, d'athérome. Presque tout le noyau extra-ventriculaire du corps strié est dur, criblé de rugosités à sa partie supérieure, au niveau de la troisième circonvolution et de l'insula. En ce point, mélange de lacunes et d'une substance jaunâtre, rude au toucher, comme de petits fragments crétacés.

L'hémisphère droit est sain.

Obs. V. (Abrégée). — Expérience de MM. Carville et Duret. Progrès médical, 19 décembre 1874.)

Sur un chien anesthésié par une injection intra-veineuse de chloral, la première circonvolution frontale externe-supérieure du côté *droit*, où se trouve d'après Ferrier le centre des mouvements des pattes *gauche*, est découverte.

Le centre en question ayant été soigneusement déterminé, on enlève avec une curette toute la substance grise jusqu'à la substance blanche, en empiétant même sur celle-ci, pour plus de certitude. Après l'ablation de la substance grise, le courant faradique appliqué sur la plaie saignante amena encore les mouvements des membres gauches comme avant l'opération. La plaie fut recousue et l'animal laissé à lui-même.

Quatre heures après (8 h. et demie du soir), revenu de son anesthésie, il essaie de se lever sur ses pattes ; mais tombe deux ou trois fois de suite sur le côté gauche. Il réussit enfin à se tenir debout, mais en s'appuyant sur le dos du poignet pour le membre antérieur et sur le dos des orteils pour le membre postérieur. Il y a donc au moins paralysie des extenseurs. Cependant, dès qu'il veut marcher, l'animal tombe.

Le lendemain, à peu près même état.

Le surlendemain, le chien est amené au laboratoire. Il se tient facilement sur ses quatre pattes, et exécute plusieurs tours de promenade. Cependant il traîne encore beaucoup et frotte le sol avec le dos de ses ongles.

Le quatrième jours après l'opération, il n'existe plus qu'un peu de faiblesse du côté gauche ; il butte quelquefois contre le sol les doigts de la patte gauche antérieure.

Le cinquième jour, il paraît complétement guéri de sa paralysie.

Cette guérison persiste le sixième, le septième, jusqu'au dixième jour après l'opération.

Le chien alors fut soumis pour le côté opposé à une autre expérience sur le centre corrélatif. Le résultat final fut le même.

A l'autopsie, la lésion de la circonvolution a été vérifiée. Elle répondait à peu près à la région indiquée par Ferrier.

De cette curieuse expérience nous signalerons principalement deux points : 1° après l'ablation de la couche grise qui répondait au centre d'incitation motrice, la faradisation des fibres blanches provoque les mouvements des membres gauches comme si la couche grise existait, ce qui semblerait indiquer que celle-ci n'est pas en effet le véritable centre, mais seulement le point ou l'incitation s'élabore. — 2° Le rétablissement des mouvements après l'ablation des deux centres symétriques, d'où résulte qu'ils ne se sont pas suppléés mutuellement.

Obs. VI. — Vaste perte de substance dans l'hémisphère droit, sans hémiplégie. — (Due à M. Ach. Foville.)

Demo... (Antoine-Victor), 55 ans, entré le 29 novembre 1851, à l'asile de Quatremares (Seine-Inférieure). Cet homme était en état de démence simple.

Il résulte de notes auxquelles a donné lieu, depuis son entrée, son état physique et mental :

1° Que malgré l'état de faiblesse intellectuelle dans lequel il se trouvait, il a toujours travaillé, et que ce n'est que fort rarement qu'il a manifesté de l'excitation. La paralysie n'a pas été notée.

2° Qu'il s'est toujours bien porté physiquement, à part quelques indispositions passagères, dues à une ancienne affection du cœur.

Dans la nuit du 7 au 8 mai 1873, cet homme est mort subitement.

Autopsie. — Les méninges sont épaissies, ont perdu leur transparence, et l'on aperçoit le long du parcours des vaisseaux de longues traînées opalines.

Cervelet : on trouve à la section un caillot hémorrhagique, occupant presque toute la substance blanche. L'hémisphère cérébelleux gauche tout entier est transformé en une poche qui extérieurement s'arrête aux méninges qui ne sont pas déchirées. Il y a, en dedans communication avec le quatrième ventricule qui est comblé par un caillot prolongé en haut. L'épanchement a aussi pénétré un peu dans l'hémisphère cérébelleux droit.

Cerveau : Le ventricule moyen et les ventricules latéraux sont également occupés par des caillots. Mais leurs parois ne sont pas déchirés, ce qui indique que le sang a dû provenir de l'hémorrhagie cérébelleuse.

A la partie postérieure de l'hémisphère droit, suivant une ligne qui prolonge en arrière le bord supérieur de la scissure de Sylvius, on constate la destruction complète de toute la matière cérébrale, dans une longueur de 6 centimètres environ, et une largeur de 3 ou 4 centimètres; cette destruction ne s'arrête qu'à la paroi du ventricule, sans pénétrer dans sa cavité; la perte de substance se trouve donc limitée en dedans par l'épendyme ventriculaire, demeuré parfaitement intact et transparent, quoique un peu épaissi, tandis que toute la substance qui le recouvrait a complètement disparu. En évaluant à 2 centimètres la profondeur de l'excavation, on arrive à une perte de substance de 36 cetimètres cubes environ. Mais comme les parois sont irrégulières, en mettant seulement 30, on est certain de ne rien exagérer. Cette lésion, évidemment ancienne, car toute la substance ramollie a été résorbée, paraît trouver son explication dans l'état fort athéromateux des artères dont le calibre est en partie complètement oblitéré.

L'état de démence chez cet homme dépendait sans doute de cette vaste perte de substance. Mais l'absence de phénomènes paralytiques nous paraît intéressante à noter.

Obs. VII. — Ramollissement complet de cinq circonvolutions. Absence de symptômes cérébraux; pas d'aphasie ni d'hémiplégie. (Andral, clinique médicale, tome V, page 140.)

Un cocher, âgé de 55 ans, fut blessé à la tête dans la campagne de Russie; il nous présenta comme vestige de cette blessure une dépression notable de la largeur d'une pièce de cinq francs sur la partie moyenne du pariétal *gauche*. Cependant cet homme n'éprouvait aucune céphalalgie; il avait toute l'intégrité de ses facultés intellectuelles; aucun de ses mouvements n'était troublé; sa parole était nette.

Cet homme entra à la Pitié pour une phthisie pulmonaire dont il mourut. Il succomba avec toute sa connaissance.

Ouverture du cadavre : Crâne : vers la partie moyenne du pariétal gauche existait une perte de substance de la largeur d'une pièce de cinq francs. Dans toute son étendue, l'os était complètement détruit, et une simple lame cartilagineuse se trouvait interposée entre le cuir chevelu et le cerveau. La dure-mère adhérait intimement à cette lame et se confondait avec elle. Au-dessous de la dure-mère existait un épaississement notable de l'arachnoïde, ou mieux de la pie-mère dont le tissu transparent et mince était remplacé par une membrane dense et opaque. Enfin, au-dessous de cette dernière, nous trouvâmes les les circonvolutions correspondantes singulièrement ramollies ; à la place de cinq d'entre elles, il n'existait plus véritablement qu'une sorte de fluide comme gélatineux. Aucune injection ne se montrait, ni dans la partie ramollie ni autour d'elle. Le reste de l'encéphale n'offrit aucune altération appréciable. Il n'y avait que peu de sérosité dans les ventricules.

Dans les deux observations suivantes, la perte de substance porte sur l'hémisphère droit. L'intelligence est intacte ; mais la motilité est altérée. Si elles ne prouvent pas à cet égard, complètement en faveur des suppléances, au moins sont-elles en rapport avec l'opinion émise sur la prédominance de l'hémisphère gauche dans l'exercice des fonctions intellectuelles. C'est à ce titre que nous les rapportons.

Obs. VIII. — Destruction traumatique de l'hémisphère cérébral droit, sans altération des fonctions intellectuelles. — (Abrégé traduit des Archivio Italiano per li malattie nervosi, n° de novembre 1873.)

Le professeur Porta, de Pavie, a présenté en décembre 1872, à l'Institut Royal des sciences et des lettres de Lombardie, la description détaillée du fait suivant : il s'agissait d'un homme chez lequel la totalité de l'hémisphère droit a été détruite à la suite d'une grave blessure, avec fracture du crâne. Le malade se rappelle parfaitement que peu après avoir repris connaissance, il fut relevé et porté sur une voiture à l'hôpital de Vintimille. Au bout de deux mois et demi, les os s'exfolièrent par fragments ; la plaie devint fongueuse. Mais comme, malgré cette plaie toujours ouverte et l'hémiplégie qui s'était manifestée à gauche dès le début, le malade avait repris toutes ses facultés il se décide à rentrer chez lui.

Douze mois après, il se faisait admettre à la clinique de Pavie. La cicatrisation était complète. Mais de la forme et des dimensions de la cavité laissée dans le crâne, il résulte que l'hémisphère droit devait être complètement détruit, sauf l'exception probable de la partie basilaire de l'encéphale. Malgré cela, les fonctions de l'intelligence et des sens n'ont subi aucune altération. A partir du moment où le blessé reprit connaissance, après une stupeur de quelques heures seulement, jusqu'au moment actuel, il n'a éprouvé aucune sensation désagréable de céphalalgie, de vertige, d'obtusion ; aucune suspension, ni affaiblissement, ni désordre de la conscience, de la mémoire, d- l'intelligence, de la réflexion, du jugement, des actes volontaires ; au, cune imperfection dans les organes ou le fonctionnement des sense vue, ouïe, odorat, goût, toucher. Tout le côté droit du corps est parfaitement sain. Du côté gauche, la sensibilité persiste. Le membre inférieur droit présente un peu de parésie ordinaire. Au membre supérieur gauche, l'action des élévateurs et des extenseurs est fort limitée. Ces muscles sont, du reste, un peu atrophiés.

Il est regrettable que la perte de substance n'ait pu être exactement déterminée. Mais elle n'en paraît pas moins certaine. Ajoutons encore cette remarque de l'auteur à la fin de son travail, que, sous l'influence d'une action persévérante de l'électricité, il y avait une amélioration notable de la paralysie du bras, ce qui permettait d'espérer le rétablissement des fonctions.

Obs. IX. — Intégrité des fonctions intellectuelles. Vaste perte de substance à droite. — (Andral, clinique médicale, tome V, p. 610.)

Un homme tomba, à l'âge de 3 ans, d'un premier étage dans la rue. *Sa tête porta*. A la suite de cette chute, il resta paralysé du côté gauche. Peu à peu il s'établit une forte extension habituelle du pied gauche sur la jambe, de telle sorte que cet homme ne marchait á gauche que sur la pointe du pied. Le membre thoracique gauche était complètement privé de mouvement ; et n'offrait d'ailleurs aucune trace de contracture. Cet individu avait reçu de l'éducation ; sa parole était libre et facile ; son intelligence, celle du commun des hommes. Il n'avait jamais offert le moindre trouble de ce côté.

Entré à l'infirmerie de Bicêtre qu'il habitait, pour une affection chronique de la poitrine, il y fut pris d'une péritonite suraiguë, à laquelle il succomba à l'âge de 28 ans.

Autopsie. — La voûte du crâne ayant été enlevée, on trouva les méninges du côté droit transparentes et fluctuantes dans presque toute leur étendue. On les incisa, et il en jaillit en grande quantité une sérosité claire et limpide comme de l'eau de roche. Entre ces méninges et le ventricule, il n'existait pas la moindre trace de substance nerveuse. Ces membranes constituaient la paroi supérieure d'une vaste cavité dont la paroi inférieure était formée par la couche optique, le corps strié et toutes les autres parties situées au-dessous de ces deux corps. Il ne restait de la masse nerveuse, située au-dessus des ventricules, que celle qui, située en avant du corps strié, en forme la paroi antérieure.

CONCLUSIONS.

La localisation habituelle de certaines fonctions, celle du langage en particulier, est établie par un grand nombre d'observations.

Or, il y a des cas dans lesquels, après la destruction du point où était localisée une fonction, on voit celle-ci reparaître et s'exercer de nouveau d'une manière plus ou moins complète.

Nous appuyant donc sur l'autorité des auteurs et nous en tenant à la stricte interprétation des faits, nous admettons que, dans ces cas, la localisation s'est faite *dans une autre partie* du cerveau, autrement dit, nous croyons à la possibilité des suppléances cérébrales.

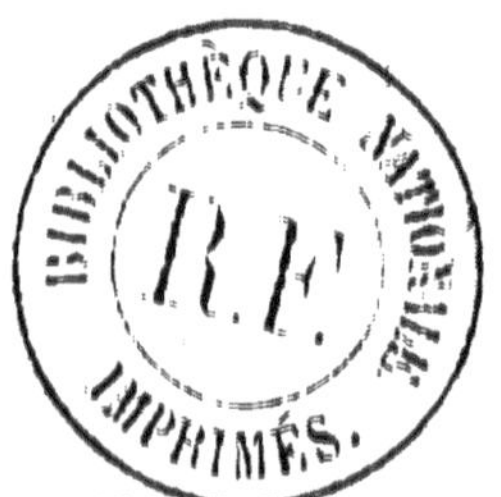

A. Parent, imprimeur de la Faculté de Médecine, rue M.-le-Prince, 31.

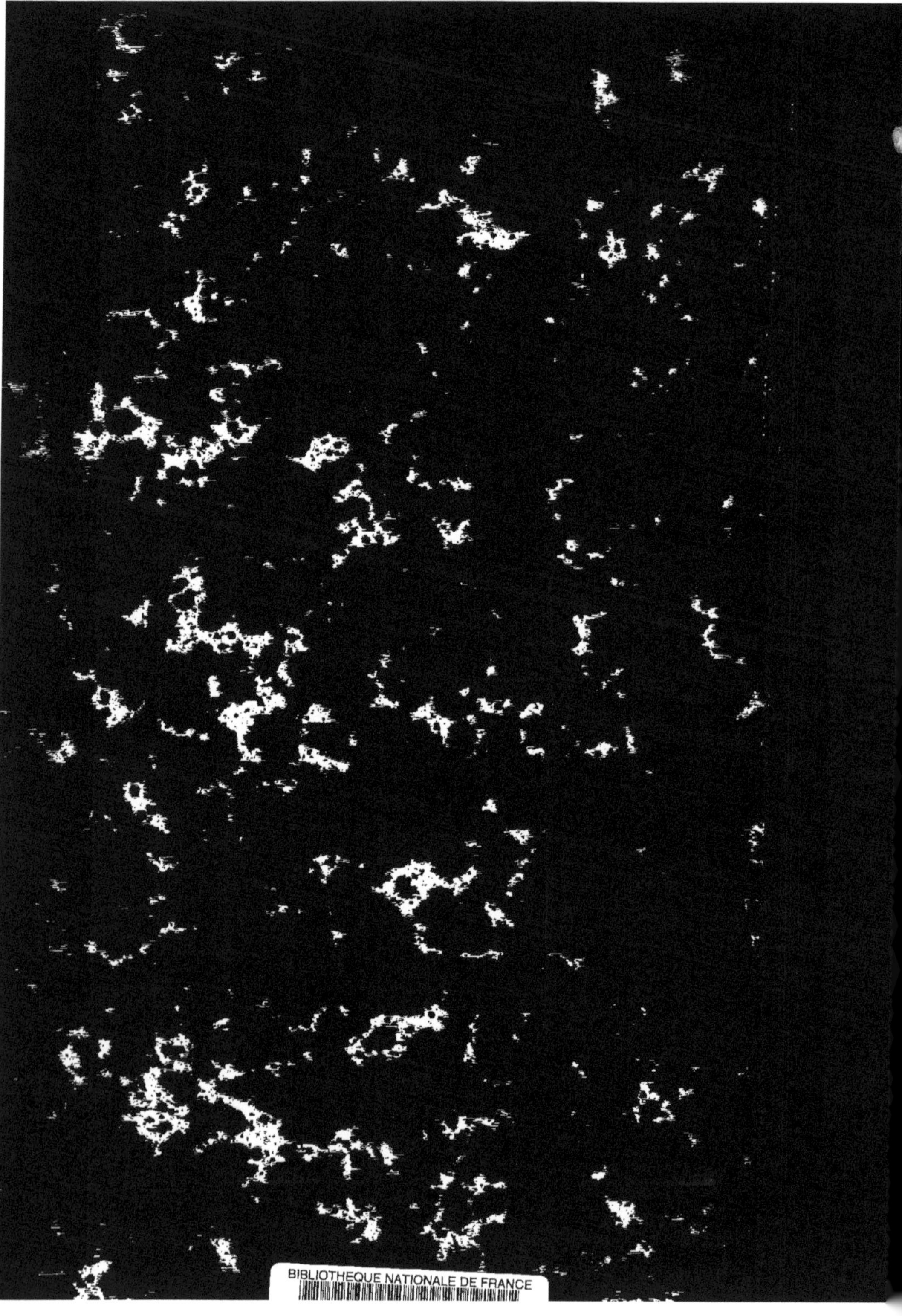

www.ingramcontent.com/pod-product-compliance
Ingram Content Group UK Ltd.
Pitfield, Milton Keynes, MK11 3LW, UK
UKHW020210200726
13856UKWH00004B/1294